# MÉDECINE PRATIQUE

## MÉDECINE, CHIRURGIE, OBSTÉTRIQUE, ETC.

Publiée sous la Direction

### de M. le D<sup>r</sup> HUTINEL

Professeur à la Faculté de Médecine de Paris
Membre de l'Académie de Médecine
Médecin de l'Hospice des Enfants-Assistés

---

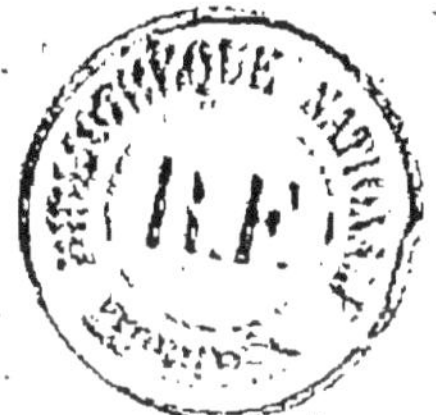

# III

# La Démence
# Précoce

# AVANT-PROPOS

## DÉFINITION

Parmi les affections mentales, il en est une qui a depuis quelque temps attiré plus particulièrement l'attention des aliénistes, et qui, bien qu'elle ne soit pas encore admise par tous, s'impose de plus en plus comme entité morbide par ses caractères cliniques, son évolution, l'âge auquel elle apparaît le plus habituellement : sa pathogénie, bien qu'encore obscure, commence à être entrevue. C'est le professeur KRAEPELIN, qui a eu le très grand mérite de grouper en une entité morbide un certain nombre de maladies que l'on décrivait jadis comme types isolés, ou de séparer de certains groupements artificiels des formes morbides analogues, pour les réunir en une affection bien distincte : la *démence précoce*.

*La démence précoce est une psychose, qui débute le plus souvent dans l'adolescence et qui est caractérisée par un affaiblissement spécial et progressif des facultés intellectuelles, évoluant plus ou moins*

*rapidement vers la démence, soit simplement, soit
à travers des phénomènes aigus, qui consistent en
états de stupeur ou d'agitation, ou en délires plus
ou moins mal systématisés.*

Les diverses modalités que revêtent les phénomènes aigus, ont fait distinguer plusieurs formes
de démence précoce : *forme simple, forme catatonique, forme hébéphrénique, forme paranoïde.*
Si l'on se contentait d'examiner l'aspect tout extérieur de ces manifestations aiguës, l'on serait
tenté de croire que l'on a englobé dans un même
cadre clinique des types morbides bien différents. Mais si l'on pousse plus loin l'analyse, si
l'on examine l'état des facultés intellectuelles dont
les phénomènes aigus ne sont que la manifestation, l'on s'aperçoit que, sous les divers aspects
de la maladie, il y a tout un groupe de caractères
fondamentaux communs, qui persistent à travers les aspects changeants ; enfin l'évolution vient
trancher la question en montrant à l'observateur
que tous ces cas se ressemblent par leurs modes
de début et de terminaison.

M. SÉRIEUX, qui, par ses conseils et par les observations qu'il nous a permis de recueillir dans
son service, nous a inspiré ce qu'il y a de meilleur dans cette étude, M. SÉRIEUX, qui a le plus
puissamment contribué à acclimater en France
les idées de KRAEPELIN, fait remarquer avec raison que l'histoire nosographique de la démence
précoce ressemble trait pour trait à celle de la
paralysie générale. « Les aliénistes français de la

première moitié du siècle, dit-il, ont montré en de
mémorables études basées sur l'évolution des psychoses, que, chez diverses catégories d'aliénés
atteints de maladies mentales, considérées comme
irréductibles entre elles, on voyait survenir à une
période plus ou moins tardive, une complication essentiellement caractérisée par un état de démence
profonde et de paralysie généralisée. Cette complication se terminait, d'une façon fatale, par la
mort. Les travaux ultérieurs prouvèrent que
certains signes presque pathognomoniques, existaient qui, dès le début, permettaient de prédire
à coup sûr, en dépit du polymorphisme des
troubles psychiques, leur terminaison par la démence, la paralysie et la mort. Ces aliénés atteints
de maladies en apparence si distinctes (manie,
lypémanie, mégalomanie, hypocondrie), ces aliénés ne présentaient que des symptômes divers
d'une seule et même affection : la démence paralytique. La « paralysie générale des aliénés » ne
pouvait donc pas être considérée comme une complication analogue au scorbut, suivant la compa-
raison d'Esquirol. Elle constituait la période ul-
time d'une espèce nosographique dont la réalité
ne devait plus être contestée et que le clinicien
pouvait diagnostiquer dès le début (1) ».

Les mêmes considérations peuvent s'appliquer
à la démence précoce. L'on considérait autrefois

______

(1) SÉRIEUX. *La démence précoce.* Revue de psychiatrie. Juin 1903.

la démence survenant au cours des diverses psychoses, réunies aujourd'hui sous le nom de démence précoce, comme un phénomène secondaire, comme une complication : on groupait souvent ces psychoses suivant le contenu des idées délirantes, suivant l'aspect extérieur du malade : c'est ainsi que l'on faisait une entité morbide de la manie, de la mélancolie, de la catatonie, des délires polymorphes attribués aux héréditaires dégénérés. Sans doute, il est des états maniaques, des états mélancoliques ou catatoniques, des délires polymorphes qui n'appartiennent pas à la démence précoce ; mais il est tout un groupe de malades que l'on rangeait autrefois dans ces catégories et qui sont rapprochés par des caractères beaucoup plus profonds que des états d'excitation ou de dépression, ou par le contenu d'un délire. On observe en effet, dès le début de l'affection et avant tout phénomène aigu, un affaiblissement psychique spécial, que nous décrirons longuement au cours de cet ouvrage et qui revêt d'un aspect particulier toutes les manifestations aiguës : les états d'excitation ou de dépression présentent alors des caractères tout différents de ceux qu'ils présentent chez un sujet non affaibli ; il en sera de même des conceptions délirantes qui prendront un aspect d'absurdité et d'imprécision tout à fait remarquables. M. MAGNAN avait déjà eu le mérite, en créant ses délires des dégénérés, de montrer que le contenu du délire n'a aucune valeur et que les caractères particuliers imprimés au délire par le fond mental sur lequel il se développe sont les seuls importants au point de vue nosographique. De même ici, c'est sur les caractères spéciaux, imprimés aux délires par un affaiblissement intellectuel identique, que nous nous basons pour affirmer l'identité de cas qui revêtent une symptomatologie différente à un examen superficiel. La recherche des caractères de cet affaiblissement dès le début de la maladie permet un diagnostic précoce ; elle permet aussi de pronostiquer « l'avenir réservé au malade, ce que ne permettent point de faire les données des auteurs qui n'acceptent pas cette espèce clinique ».

Encore un mot au sujet du nom même de démence précoce.

Cette dénomination n'a peut-être pas, en effet, été pour peu de chose dans les vives objections qu'a rencontrée en France la conception de KRAEPELIN ; sans doute le terme de démence précoce a contribué à rendre la notion de cette maladie obscure pour un certain nombre d'aliénistes : les quelques cas de guérison constatés, les nombreux cas où la maladie ne se termine pas par la démence, mais par un simple état d'affaiblissement intellectuel permettant encore une occupation régulière, à la condition qu'elle soit dirigée, ont éloigné beaucoup d'esprits de cette conception, qu'ils ont jugée contradictoire avec sa propre dénomination. KRAEPELIN avait prévu cette

objection ; s'il adopte le terme de démence pré-
e) ce, c'est faute d'un meilleur.

Sa définition même nous montre d'ailleurs,
qu'il ne faut pas prendre ici le mot démence dans
le sens (qu'il a en France) de ruine complète des
facultés intellectuelles : KRAEPELIN y parle en ef-
jet d'états de faiblesse intellectuelle (Schwäche-
zùstande), et non d'états démentiels complets
(Blödsinn), la démence totale malgré sa fréquence
ne constituant pas le seul mode de terminaison
de la maladie. Il doit être bien entendu, dès le
seuil de cette étude, que le caractère essentiel de
la démence précoce, est l'affaiblissement psychique.

Cet affaiblissement peut être plus ou moins prononcé ; on a même signalé des formes frustes de
démence précoce et nous observons nous-mêmes
en ce moment un malade que nous croyons pouvoir faire rentrer dans ce groupe. Il faudrait savoir si, dans les cas de guérison observés, il y
eut restitution intégrale des facultés psychiques,
ou bien plutôt si, comme je serais tenté de le
croire, la maladie ne laisse pas toujours quelques
traces qui réalisent ces formes frustes dont je
viens de parler.

Enfin, comme le font remarquer MM. DENY et
ROY (1), le mot précoce ne doit pas seulement.
s'appliquer à l'âge auquel survient le plus habituellement la maladie, mais plutôt à la précocité

______

(1). DENY et ROY *La démence précoce.* Actualités mé-
dicales. J.-B. Baillière, Paris 1903.

de l'affaiblissement intellectuel qui s'installe d'emblée, dès le début de l'affection, avant tout autre trouble psychique.

Avant d'entreprendre l'étude de la démence précoce, je dois prévenir le lecteur de la classification que j'ai adoptée dans ce travail. Maintes fois, en effet, pour mieux faire ressortir les caractères cliniques de cette affection je serai obligé de les opposer à ceux d'autres affections voisines. Aussi, pour éviter toute confusion qui naîtrait fatalement dans l'esprit si j'usais de termes empruntés à des classifications différentes, ai-je adopté la classification de Kraepelin (1).

Toutefois pour faciliter la lecture de cette monographie aux lecteurs non familiarisés avec l'aliénation mentale, je vais donner en quelques lignes un résumé de cette classification et une définition succincte des formes morbides que j'aurai plus spécialement en vue.

## I. — Psychoses infectieuses.

A. Délires fébriles.

B. Délires infectieux : (j'aurai à faire allusion assez souvent à ces délires dont le type est le délire initial de la fièvre ty-

_____

(1) Voir à ce sujet. KRAEPELIN : Psychiatrie. SÉRIEUX : *La nouvelle classification du Professeur Kraepelin.* (Revue de Psychiatrie 1900). ROGUES DE FURSAC : *Manuel de Psychiatrie.*

phoïde) : ils sont caractérisés, soit par un délire tranquille avec troubles sensoriels, soit par un état d'excitation avec confusion hallucinatoire.

C. États d'affaiblissement infectieux : « Psychoses caractérisées par un degré plus ou moins accusé d'affaiblissement psychique (intelligence et sentiments affectifs), avec des troubles de l'humeur habituellement triste et anxieuse et aussi des conceptions délirantes. Ces états débutent, en général, au cours de la période fébrile des maladies infectieuses, mais ils peuvent n'apparaître que postérieurement ». (SÉRIEUX).

## II. — Psychoses par épuisement.

A. Délire du collapsus.

B. Confusion aiguë. — Développement sous l'influence d'une cause extérieure évidente, d'un état de confusion analogue au rêve, avec fuite des idées, désorientation profonde, troubles de la perception dus à des illusions ou à des hallucinations, excitation motrice, aboutissant le plus souvent à la guérison, après deux ou trois mois.

C. Neurasthénie.

## III. — Intoxications.

A. Alcoolisme.

B. Morphinisme.

C. Cocaïnisme.

IV. — Psychoses thyréogènes.

A. Psychose myxœdémateuse.

B. Crétinisme.

V. — Démence précoce.

VI. — Paralysie générale.

VII. — Psychoses des lésions cérébrales.

VIII. — Psychoses de la période d'involution.

Mélancolie sénile.

Délire de préjudice présénile.

Démence sénile.

(Je n'insiste pas sur ce dernier groupe de psychoses apparaissant après l'âge de 45 ans et auquel je n'aurai pas à faire allusion.)

IX. — Folie Maniaque-dépressive. — Répétition d'accès se produisant sous la forme d'excitation maniaque ou de dépression psychique, ou constitués par l'association simultanée de ces états.

*Etats maniaques simples* caractérisés par une excitation intellectuelle plus ou moins intense avec augmentation du nombre des images mentales spontanément évoquées, et incoordination des idées.

*Etats maniaques délirants* lorsqu'un délire s'ajoute aux troubles précédemment énoncés.

*États depressifs — dépression simple.* — Simple arrêt psychique, sans hallucinations et sans conceptions délirantes bien précises, avec sentiment d'impuissance et de douleur morale, pouvant aller jusqu'à la stupeur ;

*Dépression délirante* : aux symptômes précédents s'ajoutent des conceptions délirantes (idées de ruine physique ou morale, de culpabilité, d'auto-accusation), le plus souvent accompagnées d'angoisse.

*États mixtes.* — Association de manifestations maniaques et dépressives se produisant simultanément.

A. Forme simple : un seul accès maniaque ou mélancolique.

B. Forme périodique. — [Répétition périodique d'accès maniaques ou mélancoliques avec intervalles de santé.

C. Forme circulaire. — Alternance d'états maniaques et mélancoliques.

(Lorsque je parlerai d'agitation maniaque, c'est à ces états maniaques que je ferai allusion.)

X. — **Folie systématisée.** — (Je ne la définis pas ici, car j'y reviendrai).

## XI. — Névroses générales.

A. Psychoses épileptiques.
B. Psychoses hystériques.
C. Névrose traumatique.

## XII. — États psychopathiques (Folie des dégénérés).

A. États de dépression constitutionnelle.
B. Folie obsédante.
C. Folie impulsive. (Voir notre diagnostic).
D. Inversion sexuelle.

## XIII. — Arrêts de développements psychiques.

A. Imbécilité.
B. Idiotie.

# CHAPITRE I

## HISTORIQUE

La démence précoce, comme tant d'autres affections, était connue des anciens auteurs longtemps avant qu'on en ait donné une description systématique : mais elle se trouve confondue dans leurs ouvages avec des maladies très différentes.

En 1809, PINEL dans son chapitre de *l'idiotisme*, en 1818, SPURZHEIM, sous le nom *d'idiotisme accidentel*, décrivent des cas de cette maladie.

En 1814, ESQUIROL décrit, sous le nom de *démence chronique*, un état démentiel consécutif à la lypémanie, à l'hypochondrie, à la manie, à l'onanisme, à des écarts de régime : dans ce chapitre sont d'ailleurs confondues des entités morbides très différentes, entre autres la paralysie générale. Néanmoins, il nous montre certains malades chez lesquels le négativisme, la stupeur, l'apathie, la stéréotypie, la verbigération, les attitudes spéciales avaient déjà attiré son attention. Enfin, sous le nom *d'idiotie accidentelle ou acquise*, il décrit des cas qui paraissent rentrer dans la forme simple de l'affection. « Quelquefois, dit-il, les enfants naissent très sains ; ils grandissent en même temps que leur intelligence se développe ; ils sont d'une grande susceptibilité, vifs, irritables. colères, d'une imagination brillante, d'une intelligence développée ; l'esprit est actif. Cette activité n'étant pas en rapport avec les forces physiques, ces êtres s'épuisent vite ; leur intelligence reste stationnaire, n'acquiert plus rien, et les espérances qu'ils donnaient s'é-s'évanouissent ; c'est l'idiotie accidentelle ou acquise (1) ».

Mais c'est Morel qui, de 1857 à 1860, dans son traité des maladies mentales, donne les meilleures descriptions de démence précoce, dans le chapitre où il traite des « Folies héréditaires à existence intellectuelle limitée avec transition à l'idiotisme le plus irrémédiable sous l'influence de certaines causes intercurrentes. » Parlant même d'un jeune séminariste devenu « idiot dans la plus complète acception du mot » il ajoute : « Je ne sais en vérité quel nom donner à l'état mental de certains individus que j'ai pu observer et qui, après avoir passé par tous les degrés de la mélancolie avec débilité progressive de l'intelligence, sont tombés ultérieurement dans l'idiotisme le plus irrémédiable. »

Nous arrivons maintenant à l'historique des diverses formes morbides dont l'ensemble a

_______________

(1). Esquirol. *Maladies mentales.* Paris 1838. II. p. 105.

constitué la démence précoce : nous ferons successivement l'historique de l'hébéphrénie et de la catatonie.

a. **Hébephrénie.**--En 1863, KALHBAUM (1) signale l'existence d'une affection spéciale liée au développement de la puberté, à laquelle il donne le nom *d'hébéphrènie*.

En 1871, son élève HECKER (2) décrit « un processus morbide qui survient à la fin de la puberté, met obstacle au développement ultérieur de l'intelligence et détermine une forme spéciale de démence. L'époque de l'éclosion, la succession ou l'alternance des différentes phases (manie, mélancolie, confusion), l'extraordinaire rapidité de l'évolution avec faiblesse psychique terminale, la forme particulière de celle-ci induite, dès l'origine, de certains signes observés, sont autant de phénomènes qui justifient la conception d'une maladie particulière à insérer dans le cadre des vieilles classifications ».

Cette conception ne fut pas acceptée. En Allemagne KRAFFT-EBING, (3), SCHÜLE, (4) STERZ, (5)

---

(1). KAHLBAUM. *Gruppirung der psychischen Krankheiten* (1863)

(2). HECKER. *Die Hebéphrènic.* Archiv für Path., Anat und Phys. 1871, t. LII. P. 394-429.

(3). KRAFFT-EBING *Tr. clin. et prat. de mal ment. Trad. Laurent.*

(4) SCHULE. *Tr. des mal ment. Trad. Dagonet et Duhamel.*

(5). STERZ. *Jahrb. f. Psychiatrie 1879.* I. p. 79.

FINCK (1), soutiennent que l'hébéphrénie n'est qu'une forme de la dégénérescence mentale. En France MAGNAN et ses élèves englobent les cas d'hébéphrénie dans les délires polymorphes des dégénérés.

Cette réaction contre la conception de KAHL-BAUM-HECKER ne fut que passagère. En 1891 TROWBRIDGE (2) montre que la folie de la puberté constitue une psychose spéciale se développant sur un terrain préalablement prédisposé par l'hérédité.

PICK, (3) la même année, fait rentrer l'hébéphénie dans la *démence chronique primaire de la jeunesse.*

En 1892 DARASKIEWICZ (4) considère l'hébéphrénie comme une démence incurable survenant chez les jeunes gens.

En 1893 KRAEPELIN (5) rapproche *l'hébéphrénie* de la *catatonie,* ajoute à ces deux affections la *démence paranoïde* et les considère toutes les trois comme les formes d'une maladie unique, la *démence précoce.*

---

(1). FINCK. *Beitrag zur Kenntniss der Jugendirresein* (Allg. Zeitsch. f. Psych. 1880)

(2). TROWBRIDGE *The insanity of pubescence.* (Alienist and neurologist. 1891.

(3). PICK. *Prager und Wochenschrift.* 1891.

(4). DARASKIEWICZ. *Ueber hébéphrénie insbesondere deren picherenform.* Dorpat. 1892.

(5). KRAEPELIN. *Psychiatrie.* 4ᵉ édition. Leipsig. 1893.

b. **Catatonie**. — L'histoire de la catatonie a subi les mêmes fluctuations que celle de l'hébéphrènie.

En 1874, KAHLBAUM (1) décrit sous le nom de *catatonie* une affection spéciale évoluant d'une façon cyclique et dont les principales manifestations consistaient en des troubles du système nerveux moteur ayant le caractère de la *crampe* *(Spannùngs Irresein)*.

Cette maladie consiste en l'alternance de troubles psychiques revêtant successivement l'aspect de la mélancolie, de la manie et de la stupeur, accompagnés d'un affaiblissement intellectuel avec conceptions délirantes actives mais peu systématisées, souvent même incohérentes (*Verwirrtheit*). La maladie débute souvent par des attaques épileptiformes ou d'autres manifestations de crampes survenant par attaques. Le stade initial est un stade de dépression mélancolique auquel succède un stade d'agitation parfois très court : cette agitation catatonique revêt des caractères spéciaux : « caractère pathétique des paroles et des actes, exaltation théâtrale, extase tragico-religieuse ; verbigération ou répétition de paroles ou de phrases insignifiantes ou incohérentes, prononcées sur un ton emphatique et déclamatoire : gestes stéréotypés. attitudes bizarres et sans but, grimaces spéciales (2) ». Le

---

(1). KAHLBAUM. *Die Katatonie.* Berlin 1874.

(2). SÈGLAS. *Démence précoce et catotonie. Nouv. icon. de la Salpétrière.* Juillet-août 1902.

stade suivant est caractérisé par de la stupeur avec phénomènes moteurs, consistant en convulsions toniques ou cloniques, des raideurs musculaires, des états cataleptoïdes, mutisme, refus d'aliments, négativisme, stéréotypies, rires prolongés.

Tous ces stades alternent ensuite d'une façon irrégulière jusqu'à la guérison qui est la terminaison la plus fréquente ; sinon le malade tombe dans la démence.

Cette conception rencontra quelques adhérents et de nombreux adversaires. HECKER (1), BROSIUS (2), KIERNAN (3), HAMMOND (4), SPITZKA (5), adoptent les idées de KAHLBAUM.

SCHULE (6), considère la catatonie comme une forme spéciale du *délire systématisé aigu hallucinatoire* (Acuter hallucinatorische Wahnsinn).

NEISSER (7) rejette au contraire la conception de SCHULE et se rattache aux idées de KAHLBAUM.

Un nombre encore plus considérable d'au-

---

(1). HECKER. Allg. Zeitschr. für Psych. 1877.

(2). BROSIUS. *Die Katatonie.* (Allg. z. f. Psych. 1887).

(3). KIERNAN. *Alienist and Neurologist 1882.* — Détroit Lancet 1884.

(4). HAMMOND *Remarks on cases of Katatonia.* (Amer. Journ. of. neur. and psych. 1883).

(5). SPITZKA. *Amer. journ. of neur. and psych.* 1883.

(6). SCHULE. *Tr. de mal. ment.*

(7). NEISSER. *Uber die Katatonie.* (Stuttgart. 1887).

teurs, parmi lesquels ARNDT (1), WESTPHAL (2), TIGGES (3), KRAFFT-EBING (4), TAMBURINI (5), contestent cette opinion et font rentrer la catatonie dans le cadre d'affections déjà décrites. Nous n'entrerons pas ici dans le détail de ces discussions, que l'on trouvera très bien exposées dans le mémoire de MM SÉGLAS et CHASLIN (6). Ces auteurs font eux-mêmes une critique étendue de la conception de KAHLBAUM et concluent ainsi : « Nous pourrions répéter en substance à propos de la catatonie ce que répétait autrefois M. J. FALRET à propos de la catalepsie, que, dans la description de cette affection on a réuni des faits plus ou moins dissemblables à divers points de vue et qu'on a plutôt fait l'histoire d'un symptôme ou mieux d'un syndrôme que d'une maladie véritable. Considérant d'ailleurs qu'au point de vue somatique, le phénomène prédominant c'est la présence de troubles du système nerveux

---

(1). ARNDT. *Uber Tetanie und. Psychose* (Allg. Z. f. Psych. 1874).

      *Uber Katalepsie und Psychose (id).*

(2). WESTPHAL. *Uber die Verrücktheit.* (Allg. Z. f. Psych. 1878.)

(3). TIGGES. *Kahlbaum's Katatonia.* (Allg. Z. f. Psych. 1878.)

(4). KRAFFT-EBING. *Tr. de Mal. ment.*

(5). TAMBURINI *Sulla catatonie.* (Rev. sp. di fren. 1886.)

(6). CHASLIN ET SÉGLAS *La catatonie.* (Archives de néurologie. 1688.)

moteur, au point de vue psychique l'état de mélancolie plus ou moins profonde, le reste (symptômes ou marche) n'ayant rien de spécial, nous
pensons que, jusqu'à nouvel ordre, la catatonie
doit être rattachée à la stupeur, simple ou symptomatique, dont elle ne serait qu'une variété en
rapport plus étroit avec un terrain dégénératif et
plus particulièrement hystérique. »

La cause de la catatonie semblait très compro-
mise lorsque KRAEPELIN reprit le problème et rat-
tacha la catatonie à la démence précoce. Déjà
d'ailleurs en 1880, FINCK avait insisté sur les res-
semblances qui existent entre la catatonie de
Kahlbaum et l'hébéphrénie de Hecker en raison
de l'existence de symptômes communs tels que la
verbigération et les stéréotypies. Mais il admet-
tait que le pronostic était bénin dans le cas de
catatonie et grave dans celui d'hébéphénie. KRAE-
PELIN donne une expression beaucoup plus exacte
de la réalité lorsqu'il soutient que le pronostic
est le même dans l'un et dans l'autre cas et que
les guérisons apparentes de la catatonie ne sont
que des rémissions suivies le plus souvent de
rechutes aboutissant à la démence.

La question fut reprise en 1898 au congrès de
Carlsrühe (1) où parurent deux communications
sur ce sujet, l'une de SCHÜLE qui admet une véritable catatonie qui, dans sa forme légère, fait
partie de la folie hystérique et, dans sa forme

---

(1). *Allg. Zeitschrift fur. Psych.* Bd. LIV.

grave appartient à la démence primitive ou à la folie circulaire.

ASCHAFFENBURG au contraire se rallie aux opinions de KRAEPELIN et considère l'hébéphrénie et la catatonie comme constituant un processus morbide unique auquel on peut appliquer le nom de *démence précoce*.

En 1899, CHRISTIAN (1) décrit sous le nom de *démence juvénile ou démence précoce des jeunes gens* une maladie analogue à celle décrite par HECKER sous le nom d'hébéphrénie : il ne paraît pas avoir en vue dans cette étude la variété catatonique de démence précoce ; il ne la considère pas comme une forme de la folie héréditaire, mais comme une psychose par épuisement survenant chez des individus sains.

La même année KRAEPELIN dans la 6° édition de son traité de psychiàtrie élargit le cadre de la démence précoce à laquelle il distingue 3 variétés formes hébéphrénique, catatonique et paranoïde.

De nombreuses études ont paru sur cette question depuis cette époque.

FINZI et VEDRANI (2), après avoir analysé 13 cas cliniques, se rallient à la conception de KRAEPELIN.

---

(1). CHRISTIAN. *De la démence précoce des jeunes gens.* Ann. médico-psych. 1899.

(2). FINZI ET VEDRANI. *Contr. clin. alla dottrina della demenza precoce* (Riv. sp. fren. 1899.)

M. Sérieux (1), en trois publications successives, répand en France les idées de Kraepelin. Sérieux adopte d'ailleurs, après Trœmner (2), l'existence d'une *forme simple*, non délirante, décrite déjà par Christian sous le nom *d'hébéphrénie légère ou mitigée.*

M. Séglas (3), en 1900, consacre un article à la démence paranoïde, dans lequel il s'écarte un peu des idées de Kraepelin.

Plus récemment il étudie les rapports de la démence précoce et de la catatonie. (4) Ces rapports font encore l'objet d'une discussion à la société de médecine mentale de Belgique, (5) discussion au cours de laquelle se produisent les opinions les plus contradictoires.

Citons parmi les travaux d'ensemble parus sur la démence précoce, cette dernière année,

---

(1). P. Sérieux *La nouvelle classification du prof. Kraepelin.* Revue de psych. 1900.

> *La démence précoce. Gaz. heb. de méd. et de chir.* 10 mars 1901.
> *La démence précoce.* Rev. de psych. juin 1902.

(2). Trœmner. *Das Jugendirresein.*

(3). Séglas. *La démence paranoïde.* Annales médico-psych. 1900.

(4). *id. Démence précoce et catatonie. Nouv. icon. de la Salp.* Juillet-août 1902.

(5). *Bulletin de la société de médecine mentale de Belgique.* 1902.

l'excellente monographie du docteur MEEUS (1) et le petit livre de MM. DENY et ROY (2). Enfin, on consultera avec fruit sur l'historique de cette question l'excellent rapport de M. le docteur CLAUS sur la « Catatonie et Stupeur » au dernier Congrès de Médecine mentale de Bruxelles.

(1). MEEUS. *De la démence précoce chez les jeunes gens.* Bulletin de la Soc. de méd. Ment. de Belgique 1902.

(2). DENY ET ROY. *La démence précoce.* Paris 1903.

# CHAPITRE II

---

# SYMPTOMES

On distingue quatre variétés différentes de démence précoce suivant la forme sous laquelle se présentent les accidents aigüs. Ce sont :

1° la *forme simple*.
2° la *forme catatonique*.
3° la *forme hébéphrénique ou délirante*.
4° la *forme paranoïde*.

Les divers accidents aigus, qui caractérisent, chacune de ces formes, débutent rarement d'emblée : ils sont précédés le plus souvent d'une phase prodromique à peu près identique dans les différentes variétés de l'affection. Les troubles qui caractérisent cette période sont souvent peu appréciables et passent inaperçus pendant un certain temps. Il est rare que le médecin les constate directement à l'asile : compatibles souvent avec la vie au dehors, ils ne nécessitent pas l'internement immédiat. On les voit fréquemment confondus avec des troubles neurasthéniques ; il est cependant des signes qui, dès cette période, doivent attirer l'attention du praticien et permettent de faire le diagnostic de l'affection, im= portant surtout au point de vue du pronostic.

## a. — PÉRIODE PRODROMIQUE

Les accidents qui marquent le début de la démence précoce sont assez variés : aussi n'est-il guère facile d'en donner une description d'ensemble, les modalités cliniques variant avec les malades. Il est cependant quelques symptômes que l'on rencontre d'une façon à peu près constante, et sur lesquels il faut insister parce que ce sont eux qui impriment à la maladie un cachet spécial et qui permettent de la diagnostiquer prématurément. Il s'agit de troubles du caractère d'un aspect particulier.

Le malade qui, jusque là, pouvait avoir montré un esprit assez vif, une certaine activité intellectuelle, devient *nonchalant, apathique, indifférent* à tout ce qui l'intéressait autrefois ; il est paresseux, reste des journées entières à ne rien faire, immobile, silencieux, à la même place, sans désir d'action d'aucune sorte. Ces symptômes se présentent d'une façon très nette chez les sujets qui, jusque là, avaient témoigné d'une intelligence vive, curieuse et ouverte ; ils sont beaucoup moins remarqués chez les jeunes gens dont le caractère avait toujours été indolent et mou.

Les troubles intellectuels consistent surtout en une grande **faiblesse de l'attention volontaire** : *les malades deviennent incapables de tout effort mental* : leurs idées, leurs images sont imprécises et ils éprouvent une grande difficulté à les rassembler.

Ce sont là des troubles qui, à première vue, paraissent ne différer en rien des troubles neurasthéniques ; mais il est certaines particularités qui doivent attirer l'attention et faire penser à la démence précoce, je veux parler de l'**indifférence émotionelle**, tout à fait caractéristique, presque pathognomonique, et qui semble être à la base des troubles de l'activité. Les émotions s'émoussent et les sentiments disparaissent très précocement. Parmi eux, les *sentiments affectifs, les sentiments de famille sont parmi les plus primitivement amoindris*. Ces troubles attirent l'attention de l'entourage qui les remarque assez souvent.

Le malade s'éloigne des siens, ne recherche plus leur société, ne s'occupe pas d'eux, n'est plus affecté par leurs joies ou leurs douleurs. Il ne faut pas trop se fier aux renseignements fournis par les familles sur l'état de ces sentiments : les parents s'illusionnent facilement ; j'en ai vu soutenir que leur malade avait conservé toute son affection pour eux, alors que ce malade n'avait plus aucun sentiment affectif. Le médecin devra donc tâcher de connaître l'état de ces sentiments, soit par un examen direct, soit en se renseignant auprès de personnes qui ne se laissent pas tromper par l'affection qu'ils portent au malade.

Dès cette période peuvent se manifester des symptômes d'**automatisme** d'une très grande valeur. Assez souvent et sans motif apparent le *malade s'oppose avec entêtement aux actes, même les plus simples*, qu'on veut lui faire exécuter, repousse obstinément tous les conseils, fait le contraire de tout ce qu'on lui ordonne : ce sont ces phénomènes que l'on désigne sous le nom de **négativisme**.

Le négativisme alterne avec une **docilité** extrême au cours de laquelle il obéit et exécute tous les actes même les plus absurdes. Pas plus que les actes d'opposition, les actes de docilité ne sont motivés ; aucune émotion, aucun sentiment ne sont à la base de ces manifestations en apparence opposées : c'est sur le même fonds d'indifférence que les unes et les autres se développent.

Ces alternatives de docilité et de négativisme se traduisent par une *mobilité extrême du caractère*. De brusques modifications de l'humeur, des accès de tristesse, des éclats de rire non motivés, des colères, parfois d'une grande violence, à la moindre contrariété, viennent encore augmenter la versatilité de l'humeur.

L'on observe parfois dès cette période des *fugues*, des *impulsions* subites, ou bien des actes extravagants : le malade aura des *tics*, il fera sans cesse les mêmes mouvements, prendra toujours la même attitude.

Parfois commencent à se développer quelques conceptions délirantes, le plus souvent de couleur triste, des idées hypochondriaques ou de persécution, des craintes, des frayeurs, des idées bizarres ou absurdes, du puérilisme, parfois même des troubles de la personnalité, traduisant le sentiment qu'éprouve le malade qu'il y a quelque chose de changé en lui. Tous ces troubles s'accompagnent souvent en effet d'une certaine conscience de l'état : une de nos malades disait : *« Ma pauvre cervelle est bien malade, elle me jouera un vilain tour »*.

On observe des **troubles physiques**, mais peu caractérisés. Les *migraines* sont fréquentes : l'*anorexie*, l'*insomnie*. la *constipation* existent d'une façon à peu près constante. DENY et ROY signalent enfin l'existence de *poussés fébriles éphémères* qui passent assez souvent inaperçues.

La **durée** de cette phase prodromique est généralement assez longue : elle peut durer de quelques mois à plusieurs années : quelquefois, c'est 4 ou 5 ans avant l'éclosion des accidents aigüs que l'entourage avait remarqué des bizarreries du caractère. Comme nous l'avons dit, elle peut passer inaperçue, parce que les symptômes sont parfois extrêmement peu accentués. Il est des cas enfin où elle semble n'avoir pas existé : l'affection aurait débuté alors subitement par des accidents aigüs.

## b. — PÉRIODE D'ÉTAT

### 1° Forme simple

Elle consiste en un *affaiblissement progressif des facultés psychiques sans que la période d'état soit marquée par l'explosion d'accidents aigus délirants ou catatoniques.* Les caractères de la période prodomique s'exagèrent et le malade s'achemine ainsi lentement vers la démence sans manifester d'autres troubles que ceux que nous avons signalés déjà.

La réalité de cette forme, indiquée en France par SÉRIEUX, a été niée par certains auteurs : DENY et ROY ont soutenu que la forme simple ne constituait qu'un moment de l'évolution de la démence précoce et que ces malades présentent toujours une phase d'accidents aigüs délirants.

Nous avons eu la bonne fortune d'examiner un cas typique de démence simple ; nous ne pouvons donner une meilleure description de cette forme qu'en résumant brièvement cette observation.

Il s'agit d'une jeune femme de 29 ans, normale jusqu'à l'âge de 21 ans. A cette époque, il est question de la marier ; elle manifeste alors quelques scrupules, constate un changement dans l'état de sa personnalité. Ces troubles passent inaperçus aux yeux de ses parents, qui la décident au mariage ; mais, presque immédiatement après, elle devient triste, ne parle plus, fuit la compagnie de son mari, s'isole, se retire seule à la campagne loin de toute société. La lecture, un effort intellectuel quelconque la fatiguent énormément ; elle devient indifférente à tout ce qui l'intéressait autrefois, prend en dégoût son ménage, le néglige complètement.

Bien réglée à l'âge de 12 ou 13 ans, ses règles, qui étaient devenues irrégulières à 16, se suppriment alors.

Après un an de mariage, de plus en plus sombre, elle quitte son mari et revient auprès de ses parents. A ce moment, tout travail est devenu impossible, elle n'a plus aucune suite dans les idées ; elle n'est cependant pas dans la stupeur, ne délire nullement. Mais elle reste indifférente à tout : son affection pour ses parents a beaucoup diminué.

On essaie, pour la distraire, de la faire voyager : les troubles ne font qu'augmenter. Son caractère devient mobile, contrariant, irritable ; elle fait des fugues, part de chez elle sans savoir où elle veut aller, se plaint de souffrir dans la tête, devient violente : à la suite d'une légère contrariété elle se jette sur sa mère et la frappe violemment.

Ces scènes se renouvelant, on est obligé de l'interner à St-Yon en 1900. Nous devons à l'obligeance de M. Trénel des renseignements sur l'état de cette malade pendant son séjour à l'asile.

Jamais pendant cette période, elle ne présenta de phénomènes délirants, jamais de stupeur ou d'agitation catatonique. Mais elle était très souvent d'une violence extrême, se jeta un jour à la gorge d'une religieuse, faillit tuer une infirmière, cassait tous les objets qui se trouvaient à sa portée ; on ne pouvait entrer dans sa chambre sans s'exposer à être frappé. Ces violences laissaient peu de traces dans son esprit. Sa conversation était puérile, son attention difficile à fixer, sa mémoire bien conservée. Elle ne présentait pas de loquacité, de propos maniaques ou stéréotypés, mais passait d'une idée à une autre sans transition, suivant sa fantaisie ou une impression extérieure ; elle posait des questions incessantes sans s'attacher à la réponse et souvent d'une façon très déplacée. Les sentiments affectifs étaient nuls, mais elle avait de la coquetterie avec tendances génitales manifestes : l'onanisme était habituel.

Les parents tentent une sortie en juillet 1901 et la gardent chez eux jusqu'en décembre où les mêmes scènes nécessitent un deuxième internement.

Nous observons cette malade depuis plus d'un an. C'est un cas typique de démence précoce ; disparition totale des sentiments affectifs, état d'inattention continuel, alternatives de docilité et de négativisme, questions incessantes, actes automatiques, elle présente tous les caractères de l'affaiblissement intellectuel que nous décrirons dans un instant. C'est l'état que nous avait signalé M. Trénel : les actes de violence seuls ont diminué d'intensité. Cette malade est arrivée à la phase, sinon de démence totale, au moins d'affaiblissement psychique confirmé, sans avoir jamais présenté de manifestations catatoniques ou délirantes.

La forme simple est donc bien une réalité. Je n'en décrirai pas immédiatement les symptômes ; cette observation résumée suffit pour le moment : les caractères de l'affaiblissement intellectuel sont les mêmes dans toutes les formes ; je renvoie au chapitre d'ensemble où je traiterai cette question.

## 2° Forme catatonique

Kraepelin décrit sous le nom de *variété catatonique de la démence précoce des états particuliers de stupeur et d'agitation aboutissant le plus souvent à la démence et accompagnés de stéréotypie, de négativisme et de suggestibilité (1).*

---

1. Je définirai plus loin chacun de ces termes.

On a tendance à considérer le terme de *catatonie* comme synonyme de *catalepsie*. Entendue ainsi la catatonie n'est nullement un syndrôme particulier à la démence précoce : les attitudes cataleptiformes se rencontrent en effet dans beaucoup d'autres états, hystérie, paralysie générale, idiotie, délires infectieux, etc., etc. Le terme catatonie ne désigne pas seulement un certain groupe de symptômes, la conservation des attitudes passives ; il s'étend à toutes les manifestations morbides

« La psychose, dit KRAEPELIN, débute d'une façon subaigüe, sous les apparences d'un état de dépression léger ou profond. Il y avait souvent, depuis longtemps des symptômes de neurasthénie. Les malades deviennent silencieux, oppressés, anxieux, parfois excitables et entêtés, se plaignent de maux de tête, de tiraillements dans la nuque et dans les reins, de difficulté de penser, de fatigue, perdent le sommeil et l'appétit, s'éloignent de leur entourage, cessent de travailler, restent souvent couchés. Ces prodrômes peu précis peuvent durer plus ou moins longtemps, même très longtemps de telle sorte que le début de la maladie ne peut être déterminé. »

Puis apparaissent des hallucinations et des conceptions délirantes, idées de persécution, idées d'auto-accusation, idées mystiques, idées de grandeur, etc., le plus souvent absurdes, incohérentes, imprécises et confuses ; elles peuvent s'accompagner d'états de dépression ou de satisfaction, d'anxiété, de frayeur, etc.

Quoiqu'il en soit de son mode de début assez variable, l'affection une fois constituée se caractérise par deux états, l'*agitation* et la *stupeur* qui, quoique d'aspect différent à un examen superficiel, portent l'un et l'autre le cachet de l'état mental catatonique.

---

que présentent ces malades ; nous verrons en effet que non seulement les troubles moteurs, mais tous les troubles psychiques revêtent le masque de la catatonie.

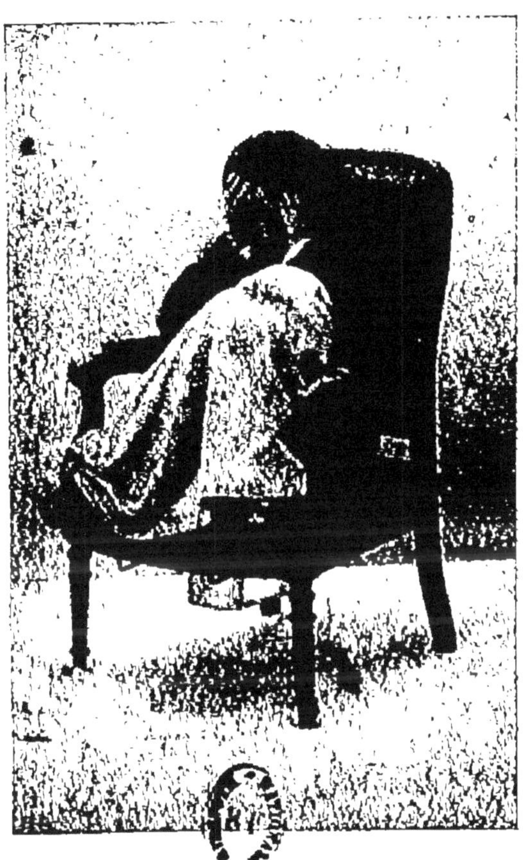

STUPEUR CATATONIQUE

**Stupeur catatonique.** — Je décrirai d'abord un état de stupeur catatonique complet, c'est-à-dire un de ces états où le sujet ne paraît entrer en contact avec le monde extérieur par aucun de ses sens.

Le malade, plongé dans un état de stupeur catatonique complet, reste immobile, étranger à tout ce qui se passe autour de lui, les traits du visage absolument figés, ne reflétant aucune émotion, aucun sentiment. Peu à peu il adopte une attitude qu'il a tendance à toujours reprendre par la suite. En énumérer les modalités diverses serait énumérer toutes les attitudes possibles que peut prendre le corps humain : les plus bizarres, les plus absurdes peuvent se rencontrer. Tel reste immobile sur un pied, le visage incliné vers la terre, les yeux obstinément clos, les bras pendants le long du corps : telle autre restait couchée un bras et une jambe levés en l'air. Au lit on les trouve souvent pelotonnés en chien de fusil. La face prend souvent aussi un aspect spécial : les uns tiennent les yeux obstinément clos, d'autres font constamment la moue, d'autres encore relèvent leur lèvre supérieure *en coin* découvrant ainsi les dents. C'est cette adoption d'une attitude toujours identique que l'on désigne sous le nom de *stéréotypies de l'attitude (stéréotypies akinétiques* de Séglas.)

Les stéréotypies de l'attitude s'accompagnent de *stéréotypies des mouvements (stéréotypies parakinétiques.)* Une fois qu'ils se sont produits, tous les modes du mouvement ont une tendance invincible à se reproduire.

Les mouvements spontanés sont lents, guindés, manquent de complexité, de liberté : ils sont figés, comme l'attitude générale. Le plus souvent la marche affecte une allure bizarre : tel malade marche à petits pas, tel autre fait de temps en temps une brusque enjambée, l'un ne fait que sautiller, un autre progresse à reculons ou de côté à la manière des crabes : une de nos malades rampait en se traînant sur les mains : tous ces modes de marche peuvent revêtir des allures très variées ; chaque mode est d'ailleurs spécial à chaque malade.

Comme il adoptait une attitude bizarre, le malade peut répéter sans cesse certains mouvements bizarres qui paraissent dénués de but. M. Séglas fait remarquer avec raison que, alors que les mouvements spontanés sont lents et hésitants, les mouvements stéréotypés s'accomplissent facilement et n'éprouvent une légère difficulté à se produire qu'au moment de la mise en train. Le même auteur cite le cas d'un malade qui marchait dans la cour en suivant un chemin particulier et, après avoir fait de nombreuxdétours inutiles, s'arrêtait auprès d'un tas de charbon et y restait immobile pendant des heures. Un de nos malades répétait chaque jour les mêmes actes à peu près au même moment de la journée : chaque matin, à l'heure de la visite, nous le voyons, déshabillé dans l'escalier, qui se frictionne les reins avec sa chemise : il marche à petits pas et se rend toujours à la salle à manger en suivant le même chemin. *Tous ces mouvements sont automatiques : le malade n'a pas de but en les accomplissant* (1). Quelques-uns peuvent être la répétition d'un acte que le malade avait coutume de faire dans la période précatatonique de la maladie.

Les *grimaces*, les *tics* nombreux ne sont que des formes de ces mouvements stéréotypés : ils ne sont d'ailleurs pas spéciaux à la forme qui nous occupe, mais ils y sont particulièrement fréquents : nous y reviendrons. Les mouvements stéréotypés sont moins fréquents dans les états de stupeur que dans les états d'agitation ou de demi-stupeur que nous décrirons dans un instant, le malade plongé dans la stupeur n'accomplissant qu'un nombre très restreint de mouvements.

Pour nous résumer nous dirons avec KRAEPELIN que « *la stéréotypie est caractérisée par la durée anormale des impulsions motrices, qu'il s'agisse d'une contracture permanente d'un certain groupe de muscles ou de la répétition d'un même mouvement.* »

---

(1) Il ne faut pas confondre les stéréotypies, mouvements automatiques, dénués de but avec les actes que répètent certains délirants et qui sont justifiés par le délire : ces actes pourront être le point de départ de stéréotypies futures, mais on ne peut leur donner ce nom tant qu'ils sont motivés par les conceptions du malade.

A côté de ces phénomènes de stéréotypie, l'état catatonique est caractérisé par des phénomènes *d'opposition, de négativisme.* On les observe dans leur forme la plus élémentaire lorsqu'on essaie d'imprimer un mouvement au malade. Parfois en effet lorsqu'on essaie de mobiliser un membre ou un segment de membre, l'on sent les muscles se contracter et résister à ce point que l'on entraîne plutôt le malade dans le mouvement que de mobiliser le membre en quelque sens que ce soit.

Le *négativisme* est donc caractérisé par *une tendance permanente et instinctive à se raidir contre toute sollicitation venue de l'extérieur, quelle qu'en soit la nature* (KAHLBAUM).

Le négativisme ne se manifeste pas seulement dans les phénomènes moteurs élémentaires : on l'observe dans toute la sphère mentale, comme nous le verrons dans un instant. Dans les états de stupeur totale il se traduit par le refus d'obéir, par l'opposition aveugle à tous les actes que l'on veut faire accomplir au malade.

Il peut s'étendre aux actes mêmes de la vie végétative : le malade résiste à ses besoins, retient son urine et pisse par regorgement, ses matières, sa salive qui s'écoule hors de sa bouche : il refuse de manger, serrant convulsivement les dents lorsqu'on lui présente des aliments ou lorsqu'on veut lui faire avaler quelque liquide.

Ces phénomènes d'opposition alternent avec des phénomènes de *suggestibilité,* analogues à ceux que l'on observe dans les états cataleptiques des hystériques. Le malade conserve alors toutes les attitudes que l'on veut lui communiquer, même les plus bizarres et les plus pénibles. On peut lui faire prendre, comme à un hystérique, des attitudes correspondant à l'extase, à la joie, à la tristesse : mais le visage reste immobile, figé, indifférent aux mouvements que l'on imprime aux divers segments du corps. Ces attitudes communiquées peuvent persister longtemps : le sujet les conserve un quart d'heure, une demi-heure et plus, quelque gênantes qu'elles soient, comme il conserve les attitudes prises spontané-ment.

En résumé la *suggestibilité* consiste en « *une tendance générale, permanente et instinctive à adopter toute sollicitation venue de l'extérieur quelle qu'en soit la nature*. (DENY et ROY). »

Tels sont les caractères des états complets de stupeur catatonique. Ils traduisent l'état de défi-cience psychique presque total dans lequel est tombé le malade. Absolument muet il ne répond pas le plus souvent aux sollicitations de l'exté-rieur. Aussi ne faut-il voir dans tous ces phéno-mènes que des manifestations absolument in-conscientes et involontaires de l'automatisme mental (1).

---

1. Nous avons, dans notre thèse inaugurale*, essayé de

*. R. MASSELON. — *Psychologie des déments précoces.* — Th. Paris, 1902.

L'étude des cas de demi-stupeur va nous per-
mettre de pénétrer plus profondément dans
l'analyse de l'état mental de ces sujets.

Ces états succèdent souvent aux précédents ou
bien ils constituent toute la période aiguë de la
maladie.

Dans ces cas les malades ne sont plus aussi
étrangers à ce qui se passe autour d'eux : ils
peuvent parler, répondre aux questions : aussi
est-il plus facile d'entrer en communication avec
eux.

---

montrer la psychogenèse de ces divers troubles. La
stéréotypie, la suggestibilité, le négativisme ne sont,
pour nous, que le résultat de l'état d'engourdissement
des centres d'association, dans lequel tout phénomène
mental a tendance à durer indéfiniment les sensations
ou les images réductrices ne se succèdant plus spontanément comme à l'état normal.

Deny et Roy** considèrent le mutisme comme une
manifestation du négativisme : « si on interroge ce catatonique (négativiste). disent-ils. il ne répond rien. non
parce qu'il ne saisit pas le sens des questions. mais
parce qu'il ne veut pas parler et se renferme volontairement dans un mutisme obstiné. » Le mutisme nous
paraît être le résultat direct de l'état d'engourdissement
cérébral. Si le catatonique stupide ne parle pas, c'est parce
qu'il n'a aucune idée, aucune image consciente, et non
pas parce qu'il ne veut pas parler. Les états de
demi-stupeur que nous examinerons dans un instant,
éclairciront cette interprétation.

Le négativisme d'ailleurs, ne nous semble pas un phénomène volontaire, mais un phénomène automatique,
involontaire et inconscient.

**. Deny et Roy. — *Op. cit.* — p. 28.

Comme dans les états précédents, ils présentent du négativisme, de la stéréotypie et de la suggestibilité. Mais tous ces phénomènes sont moins accentués, ils laissent plus de liberté aux mouvements spontanés.

Les états cataleptiformes se traduisent par de la raideur musculaire, de la gêne des mouvements spontanés, enfin par la conservation des attitudes passives pendant un temps appréciable.

L'on observe encore, quoique à un moindre degré que dans les cas précédents, de l'opposition aux mouvements provoqués et la stéréotypie de de certaines attitudes et de certains mouvements.

L'activité volontaire est très réduite : les malades restent le plus souvent immobiles à la même place, ou bien se livrent à des actes puérils et sans but : j'ai observé par exemple une malade qui dérobait de menus objets à ses compagnes, les cachait ou les jetait dans les cabinets.

J'ai montré, dans les états précédents, les phénomènes d'opposition sous leur forme la plus élémentaire : on les retrouve dans toutes les manifestations du caractère ; refus d'obéir aux ordres ou aux conseils, de se plier aux exigences de la vie commune : certains de ces malades restent obstinément debout, refusent de s'asseoir, d'autres de se découvrir... etc, etc.

Cette opposition alterne avec une grande docilité. L'on examine par exemple un malade qui se prête docilement à l'examen : tout à coup, sans cause apparente, on le voit refuser de répondre à toute question ou s'enfuir précipitamment. Tel autre au contraire qui, jusque-là, avait refusé de répondre, obéit à tous les ordres qu'on lui donne, même aux plus absurdes : il s'y soumet volontiers, sans s'en étonner, sans en demander le motif.

L'*imitation*, si fréquente chez ces malades, est une des formes de la suggestibilité. Ils ont de *l'échopraxie* ou de *l'échomimie*. Fait-on un mouvement devant eux, ils le reproduisent immédiatement. L'échopraxie s'observe souvent dans leur vie journalière. Une de nos catatoniques reproduisit pendant un certain temps toutes les attitudes, les tics et les différents actes d'une hébéphrénique.

L'imitation dans le langage s'appelle *écholalie*. « *Où habitez-vous ?* » « *Habitez-vous.* » — « *Etes-vous marié ?* » — « *Etes-vous marié ?* » — Le malade pour toute réponse répète la question qu'on lui a posée ou les derniers mots qu'il a entendus.

J'ai déjà parlé des fugues, impulsions, tics ou autres actes automatiques : j'y reviendrai par la suite : ces phénomènes se développent d'autant mieux que l'affaiblissement intellectuel va en s'accentuant.

Le caractère essentiel de l'affaiblissement psychique consiste en un engourdissement plus ou

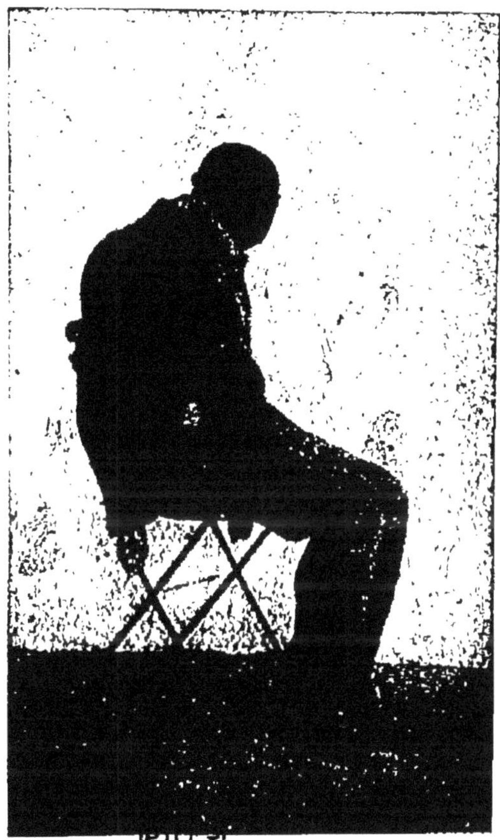

STUPEUR CATATONIQUE

moins complet de l'activité intellectuelle (1). Il est, rare que ces malades parlent spontanément : à toutes les questions, ils ne répondent le plus souvent que par monosyllabes ; leur parole, comme leur pensée et comme leurs mouvements, est lente et gênée ; elle manque de précision.

Le langage écrit est incorrect, rempli de répétitions ou d'oublis : leurs phrases sont inachevées, d'une imprécision, d'un flou remarquables. Voici d'ailleurs un écrit d'une catatonique. Il s'agit d'une malade qui, après avoir été plongée dans un état de stupeur complet, était dans une période de rémission lorsqu'elle traça ces lignes. Je lui avais demandé de me décrire ce qu'elle avait remarqué au cours de ces promenades et voici ce qu'elle me répondit :

*« Fleurs*

*Il y a beaucoup de fleurs et de branches dans le parc. C'est des fleurs de campagne.*

*Il y a des géraniums, ils sont petits : ils ont de petites feuilles et des nuances roses et des feuilles petites qui sont vertes.*

---

(1) C'est dans le domaine intellectuel un trouble analogue à celui que l'on constate dans le domaine moteur. Il faut insister sur ce fait : la catatonie n'est pas uniquement un phénomène moteur ; l'état catatonique s'étend à toutes les formes de l'activité psychique ; on peut même ranger dans la forme catatonique des cas qui ne présentent pas d'états cataleptiformes très accentués, mais dont l'état mental est caractérisé par les diverses manifestations du négativisme, de la stéréotypie et de la suggestibilité.

*Il y a des coucous, des noisettes aussi dans le parc d'ici.*

*J'aime bien la musique, c'est un amusement, et puis aussi on préfère cet amusement, on joue des morceaux et des morceaux à 4 mains.*

*On chante et on joue.*

*On compose des morceaux de musique et on les joue aussi.*

*J'aime bien jouer, je me rappelle pas ce qu'on joue.* »

La pensée ainsi que son expression est guindée et gênée. L'esprit s'attache à certains mots et à certaines idées, dont il ne peut se détacher, comme il s'attache à certaines attitudes (1).

Aussi observe-t-on de là *stéréotypie du langage* comme on a observé de la stéréotypie des mouvements. Certains malades s'attachent à certaines expressions qu'ils répètent continuellement : une de nos malades répètait sans cesse : *Ah ! est-ce mal, est-ce bête d'avoir passé le grand bon Dieu*

---

(1) Cet exemple éclaircit et précise ce que nous affirmions plus haut : Dans les états de demi-stupeur le malade ne peut évoquer spontanément qu'un très petit nombre de mots et d'images : sa pensée est fort peu riche, sa conscience encore troublée ; il n'a pas les moyens de remarquer tout ce qui se passe autour de lui ; son esprit est rempli par quelques images sensorielles ou quelques représentations verbales très clairsemées et qu'il systématise encore fort mal. Poussons cet état à l'extrême et nous avons l'état de stupeur : le mutisme n'est que la forme extrême du phénomène que nous signalons en ce moment.

*sous terre !* » (Il s'agit là du reliquat d'un délire actuellement disparu). Ces phrases stéréotypées viennent rompre l'état de torpeur du malade et troubler encore son attention déjà si chancelante. On ne les observe que peu lorsque la stupeur est accentuée, mais beaucoup plus dans les états d'agitation que nous décrirons dans un instant.

Il est très difficile d'attirer leur attention : il faut le plus souvent répéter une question plusieurs fois avant qu'ils y répondent. Ils ne remarquent rien ou presque rien spontanément ; aussi est-ce dans la variété catatonique que les malades sont le plus *desorientés*, et cela se conçoit aisément si l'on songe que c'est dans cette forme que la conscience est le plus troublée. Ces malades ne savent pas où ils sont, ignorent ce qui se passe autour d'eux : ils ne savent pas les noms des personnes avec lesquelles ils vivent journellement. Ils n'ont pas conscience du temps qui s'est écoulé depuis le début de leur maladie.

Ils ne s'intéressent à rien, sont indifférents à tout ce qui les concerne. *L'indifférence*, commune à toutes les formes de la maladie, est surtout marquée dans la forme catatonique. L'engourdissement est tel que les catatoniques ne réagissent pas ou presque pas aux impressions du monde extérieur (1).

---

(1) Nous verrons plus loin qu'ils réagissent très peu à la douleur. Il est probable qu'il s'agit là bien plutôt d'un phénomène d'origine psychique que d'un phénomène physique.

C'est du moins là ce que l'on observe le plus fréquemment. Mais il faut se méfier un peu des apparences de ces malades. J'ai observé un catatonique, plongé dans la stupeur la plus complète, qui ne répondait le plus souvent à aucune des excitations extérieures, et qui parfois cependant riait ou souriait lorsqu'autour de lui s'était produit un incident quelque peu comique. KRAEPELIN après avoir signalé cette indifférence, cette absence de remarque des excitations extérieures, ajoute : « Parfois un clignotement léger, une rougeur ou une transpiration plus accentuées du visage, des tressaillements autour de la commissure labiale, un rire à des motifs plaisants prouvent que c'est moins la perception des excitations que la décharge de l'acte volontaire qui est troublée chez ces malades ».

KRAEPELIN signale aussi que certains malades plongés dans la stupeur depuis longtemps, se lèvent tout à coup de leur lit, parlent spontanément et raisonnablement, réclament leur liberté, puis quelques heures après retombent de nouveau dans la stupeur la plus profonde. J'ai vu un malade, qui ne parlait depuis six ans que pour répéter cette seule phrase au moment où on l'alimentait à la sonde : « Je vous défends de me nourrir », se mettre un jour à parler et me dicter une longue confession, formée d'idées d'auto-accusation très cohérentes, se refusant d'ailleurs à répondre à toutes les questions que je lui adressai alors.

La plupart des sentiments sont abolis : *les sentiments affectifs sont absolument nuls*. Un de nos
malades, lorsque ses parents viennent le voir,
chemine toujours à 20 mètres devant eux : tel
autre ne manifeste aucune émotion lorsqu'on lui
apprend la mort de son père. Je reviendrai plus
tard sur tous ces faits, si importants au point de
vue du diagnostic ; que l'on se contente de rete-
nir pour le moment que c'est dans la forme catatonique qu'ils sont le plus accentués.

**Troubles délirants**. — Les manifestations délirantes sont assez variables au cours de la catatonie. Très souvent, après la période de modifications de caractère dont nous avons parlé,
parfois même primitivement, lorsque celle-ci
manque, survient un accès délirant. Il s'agit le
plus souvent *d'idées délirantes à base hallucinatoire*. On peut observer des hallucinations de
tous les sens ou des interprétations fausses. Le
délire peut revêtir des aspects très divers, idées
de persécution, idées mystiques, idées de négation, de suicide, de grandeur, etc. Aussi le
contenu du délire importe peu. Son caractère
essentiel est d'être extrêmement *confus*. Les
malades vivent dans une sorte de rêve, absolument désorientés, en proie à des hallucinations
multiples, incapables le plus souvent de réagir
à leurs idées délirantes. Aussi voit-on peu de
ces malades faire des tentatives de suicide, répondre aux persécutions dont ils peuvent se
croire l'objet. Déjà l'état catatonique se manifeste

en eux : *apathiques et aboliques, ils réagissent peu à leur délire comme ils réagissent peu aux excitations extérieures.*

Que deviennent ces manifestations délirantes pendant la période de stupeur catatonique ? Il est assez difficile de répondre à cette question. Les malades, plongés dans la stupeur, ne peuvent renseigner sur ce qu'ils éprouvent. Ils ne présentent pas de réactions à un délire possible ; mais nous avons vu que cette absence de réaction était précisément un caractère essentiel de leur état mental. Souvent ces idées délirantes, excessivement confuses et imprécises, laissent peu de traces dans la conscience du malade qui n'est guère capable de raconter plus tard ce qu'il éprouvait à cette époque.

Néanmoins j'ai observé une malade présentant un accès délirant pendant sa période de stupeur catatonique. Il s'agissait d'un délire hallucinatoire extrêmement confus. Les hallucinations de l'odorat paraissaient surtout intenses. Des idées de négation s'étaient développées : la malade répétait souvent : « *Je n'ai plus de nez, je n'ai plus d'oreilles* », et on la voyait se tâter, s'assurer de l'existence de son nez ou de ses oreilles. Un caractère important de ce délire était la stéréotypie de son expression ; la malade répétait : « *On vient de me faire tomber dans les cabinets ;* ou bien : « *l'on m'a écrasée avec une locomotive.* » Son délire était d'une *absurdité* remarquable : « *On lui avait fait tomber l'ascenseur de la Tour*

*Eiffel sur le dos.* » Aucune réaction d'ailleurs : immobile et stupide, elle racontait toutes ces choses effroyables en pleurnichant, mais sans manifestation apparente de terreur. Elle ne pouvait les expliquer et lorsqu'on lui demandait quelque détail, répondait toujours qu'elle ne savait pas.

Nous pouvons donc résumer les caractères du délire catatonique. en disant *qu'il porte le cachet de l'état mental catatonique ; il est confus, absurde, stéréotypé dans son expression et ne détermine chez le malade aucune ou à peu près aucune réaction.* Ces caractères expliquent le peu de traces qu'il laisse dans la conscience.

**Agitation catatonique**. — Nous avons déjà dit que les catatoniques présentaient des phases d'excitation. Cette excitation peut alterner avec les phases de stupeur d'une façon à peu près régulière ; la catatonie revêt alors une forme circulaire. En d'autres cas l'excitation est continue ou bien fait défaut.

Cette agitation est d'une intensité variable, depuis un état léger d'excitation intellectuelle jusqu'aux accès d'agitation la plus violente.

L'agitation catatonique revêt la forme de la *stéréotypie des mouvements et des paroles.*

Néanmoins, au début, la stéréotypie peut être peu accentuée et l'affaiblissement intellectuel est assez difficile, parfois même impossible à dépister. A cette époque le catatonique excité prend volontiers un ton déclamatoire : on observe dans ses paroles et dans ses écrits de fréquentes répétitions. Voici un fragment d'écrit de catatonique, légèrement excité, qui fixera les idées à cet égard : « *Apportez-moi toute ma bibliothèque, remplie de bouquins et de livres et livraisons et toutes mes brochures, tous mes journaux, tous mes volumes, tous mes livres enfin pour que je ne passe pas ignominieusement et honteusément dans l'inertie de la fainéantise, dans la honte de la paresse et l'idiotie inepte de l'anéantissement moral, dans l'affaiblissement, amollissement et amortissement des qualités physiques, corporelles, intellectuelles et cérébrales. J'ai réclamé et je réclame encore, j'ai exigé et j'exige encore l'envoi de toute ma bibliothèque, pour m'instruire, pour m'éduquer et pour n'en pas perdre, littéralement parlant, les fruits de la science, les bienfaits de cette éducation, de cette instruction que je me suis, vous le savez, donné tant de peine et de mal et pour laquelle j'ai jour et nuit jusqu'ici travaillé, pour acquérir et avoir : résumons pour me distraire pendant mon inique, cruelle, féroce, injuste jusqu'à l'excès le plus intensif et qui dépasse les bornes de l'inhumanité. Jusqu'à l'inaccessibilité la plus impraticable, captivité, empoisonnement, privation de liberté, etc., etc.*. » Ce même malade, ancien acteur, répétait sans cesse, « *Célestin c'est Floridor et Floridor c'est Célestin;* » il récitait des tirades entières de Ruy-Blas, mais fréquemment la même, pendant des heures entières (*verbigération*).

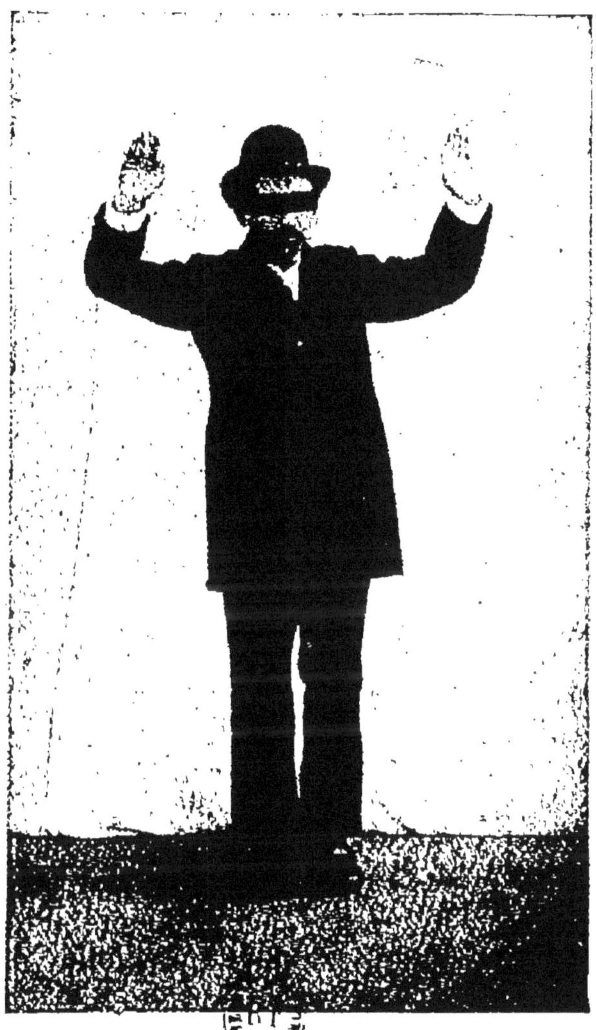

DÉMENCE TOTALE. — ATTITUDE CATATONIQUE

Les catatoniques agités se livrent à une série d'actes absurdes et sans but : ils se roulent à terre, se laissent tomber comme une masse, font des grimaces, sont affectés de tics : tous les modes bizarres de mouvements, de marche, que nous avons signalés déjà, se reproduisent ici, mais encore plus accentués. En outre peu à peu les mêmes actes, les mêmes mouvements tendent à se reproduire.

Cette tendance à la stéréotypie, qui devient bientôt de la stéréotypie très nette, différencie l'agitation catatonique de l'agitation maniaque, et même de l'excitation du paralytique général au début. Alors que ces malades font preuve d'une activité intellectuelle intense, bien qu'incoordonnée, alors que, dans le flux de paroles et d'images qui se pressent à leur conscience, ils témoignent d'un véritable éréthisme cérébral, que, si les souvenirs ne sont pas liés, les éléments de la pensée sont variés et nombreux, alors qu'ils présentent un luxe exagéré de représentations et de mouvements, une véritable hyperactivité intellectuelle et motrice, le catatonique rétrécit son excitation à un petit nombre d'images, de paroles et de mouvements qui se reproduisent d'une façon monotone. Ces caractères s'accentuent à mesure que la démence se confirme : l'incohérence augmente, les mots s'enchaînent les uns aux autres sans aucun lien, le malade répète indéfiniment les mêmes formules absurdes et dénuées de tout sens : souvent il déforme les mots, en forge de nouveaux (1).

Ils présentent parfois des états d'agitation d'une violence extrême, agitation désordonnée et sans but : ce sont de brusques impulsions à frapper. à briser, à se précipiter la tête contre un mur, à s'enfuir. Aucune combinaison pour assurer le bon succès de toutes ces tentatives n'indique un acte réfléchi ou volontaire ; l'automatisme s'y révèle à chaque instant.

Toute l'agitation catatonique porte donc le cachet de l'état mental catatonique : l'affaiblissement intellectuel, l'état d'engourdissement cérébral s'y traduisent par la prédominance des actes automatiques, impulsions brusques et sans but, stéréotypie, négativisme, imitation.

**Évolution.** — La forme catatonique de la démence précoce évolue plus ou moins rapidement, à travers des alternatives d'excitation et de stupeur et par un affaiblissement intellectuel progressif vers la démence complète et le plus souvent incurable.

La durée est variable : 3, 5, 10 ans suivant les cas, s'écoulent avant que le malade atteigne la phase de démence totale. Cette durée est d'ailleurs d'autant moins facile à évaluer que le début de la maladie a été moins remarqué, la période des troubles neurasthéniques précatato-

---

(1) Les néologismes se retrouvent d'ailleurs dans toutes les formes de la démence précoce : j'y reviendrai.

niques pouvant durer plusieurs années.

On peut observer au cours de la maladie des périodes de rémission d'une durée plus ou moins longue ; dans un de nos cas la rémission avait duré trois ans.

Assez fréquemment l'état d'affaiblissement intellectuel n'empêche pas la sortie du malade. La guérison survient dans 13 p. 100 des cas d'après KRAEPELIN. Il ne faut pas trop s'illusionner d'ailleurs sur la valeur de cette guérison qui peut n'être qu'une rémission déguisée ; une rechute se produit souvent et la maladie évolue de nouveau vers la démence.

## 3° Forme hébéphrénique ou délirante

On doit entendre par *forme hébéphrénique de la démence précoce, des états de dépression et d'agitation, caractérisés par des troubles délirants, polymorphes, extrêmement confus, sans tendance à la systématisation, à base d'hallucinations ou d'interprétations délirantes, et accompagnés de confusion et d'imprécision dans les idées, qui le plus souvent évoluent avec rapidité vers la démence complète et incurable.*

Faire une description univoque de la forme hébéphrénique me semble absolument impossible, car toute description schématique ne pourrait s'appliquer à l'ensemble des cas : on peut en effet rencontrer les modalités les plus diverses non seulement dans les conceptions délirantes, mais encore dans la forme qu'elles affectent. Ici, comme partout ailleurs, ces conceptions dépendent de l'état psychologique du sujet. Aussi le diagnostic devra-t-il plutôt être basé sur l'état des facultés mentales que sur le contenu du délire. Ces conceptions revêtent cependant certains aspects qui peuvent déceler l'état mental sous-jacent. Je dois dire immédiatement que ces caractères, marqués par le délire, sont souvent difficiles à dépister au début que ce n'est que plus tard que l'on voit s'installer les signes d'affaiblissement intellectuel. J'examinerai d'abord les diverses modalités que peuvent revêtir les conceptions délirantes ; je rechercherai ensuite quels en sont les caractères principaux ; enfin j'énumérerai les signes les plus importants, caractéristiques de la démence précoce, communs d'ailleurs à toutes les formes de l'affection, que je me propose de reprendre ensuite avec plus de détails.

« Les premiers signes de la maladie sont en général de la céphalée, de l'insomnie, un sentiment de vertige et un changement progressif dans la manière d'être du malade. Il devient silencieux, renfermé, troublé, craintif, renfrogné, parfois aussi irritable et grossier, entêté, ergoteur ou gai sans motif et distrait. Le travail ne lui va plus ; il néglige ses affaires, reste inactif dans les coins, regarde devant lui sans prendre intérêt à ce qu'il voit, reste couché plusieurs jours. D'autres montrent une certaine inquiétude, ne peuvent rester en place, errent çà et là sans but déterminé, s'enfuient sans raison, même dans la nuit, partent en voyage à tout hasard et sans argent ». (KRAEPELIN). La maladie débute plus ostensiblement par des états de dépression, d'inquiétude, d'anxiété, parfois par une tentative de suicide. Puis apparaissent des hallucinations et des conceptions délirantes.

Des états aigus variés peuvent alors se montrer : il s'agit de *délires hallucinatoires* (1), *d'états de confusion mentale sans hallucinations*, *d'états de confusion hallucinatoire* : l'hébéphrénie peut débuter enfin par un état de *dépression* ou *d'agitation*, enfin par une phase de *conceptions délirantes polymorphes*, rappelant le délire polymorphe des dégénérés.

Chaque malade peut d'ailleurs présenter tous ces états différents: le *polymorphisme* est un caractère important de l'hébéphrénie. Mais avant que l'on ait pu observer ce polymorphisme, ce qui doit donner l'éveil, c'est l'*état d'imprécision des conceptions délirantes* (2).

---

(1) Les délires hallucinatoires revêtent toujours plus ou moins la forme de la confusion hallucinatoire : néanmoins, au cours de l'évolution de leur délire, les malades peuvent avoir présenté une phase dans laquelle la confusion était réduite au minimum et où les hallucinations existaient sans confusion : cet état ne dure pas et l'on observe beaucoup plus souvent l'état de confusion avec ou sans hallucinations.

(2) On ne confondra pas l'état d'imprécision, de confusion des conceptions délirantes avec les états de confusion

Quoique les états de dépression alternent le plus souvent avec des accès d'agitation, ils peuvent persister longtemps isolés (1). Ce n'est pas le tableau franc de la dépression mélancolique avec angoisse, accompagnée d'idées d'humilité et d'auto-accusation : bien loin de là, ce sont le plus souvent ici des craintes, des frayeurs qui se traduisent par des idées d'auto-accusation et de persécution variées, par des idées hypochondriaques, de fausses interprétations de l'état mental ou somatique engendrant des idées de négation ou des troubles de la personnalité : on peut, à la suite, observer des réactions diverses, états d'anxiété, tentatives de suicide, d'homicide, refus d'aliments, etc. etc. Toutes ces idées, toutes ces réactions sont extrêmement *mobiles* ; à l'état de dépression et de tristesse succède un état de satisfaction et d'expansion et réciproquement.

Les *états d'agitation* présentent des modalités variées : mais tous revêtent les caractères atténués de l'agitation catatonique. Tous ces

mentale, dans lesquels la confusion beaucoup plus marquée s'étend à tous les phénomènes de la vie mentale. Sans doute l'hébéphrénie peut prendre l'aspect de la confusion mentale primitive mais en général, le désordre de la conscience est beaucoup plus considérable chez le confus, plus désorienté, plus égaré plus étranger encore à ce qui se passe autour de lui que l'hébéphrénique.

(1) Ces états de dépression avec idées délirantes à contenu triste sont généralement les premiers en date dans l'évolution de la maladie.

malades crient, gesticulent, se roulent par terre, déchirent leurs vêtements, cassent tout ce qui leur tombe sous la main, frappent, peuvent avoir des réactions extrêmement dangereuses pour ceux qui les approchent. Il s'agit souvent en effet d'une agitation automatique, caractérisée par une confusion extrême des idées et des manifestations de négativisme et de stéréotypie, analogues à celles que l'on observe dans la forme catatonique.

Tous ces délires sont à base d'*hallucinations* ou d'*interprétations délirantes*. Il existe des cas où les hallucinations sont très intenses, s'observent dans tous les domaines sensoriels, hallucinations de l'ouïe, de la vue, de l'odorat, de la sensibilité générale. Le plus souvent elles revêtent les caractères mêmes du délire. Les représentations mentales de ces malades sont très vagues, elles n'ont aucune précision. Les images objectivées dans l'hallucination se ressentent de cet état. Ce sont souvent des images analogues à celles du rêve qui traversent la conscience sans y laisser de traces ; elles sont vagues, confuses, imprécises, à contours peu fixés. Ce seront des hallucinations auditives verbales dans lesquelles le malade n'entendra que des phrases peu distinctes et incohérentes, des hallucinations de la vue dans lesquelles les visions n'auront aucun contour net, aucune forme bien arrêtée. Toutes ces hallucinations se succèdent sans ordre, sans former de système, effrayantes ou réconfortantes suivant l'état affectif sous-jacent, très mobiles, comme l'humeur même du malade.

Bien souvent d'ailleurs il est très difficile de différencier de telles hallucinations de simples illusions ou d'interprétations délirantes.

Tous ces troubles engendrent les conceptions délirantes *les plus variées* ; idées de grandeur le plus souvent absurdes, parfois délire d'énormité, idées mystiques, idées de persécution, idées de culpabilité ou d'auto-accusation, idées de ruine physique ou morale, idées de négation, idées hypochondriaques, troubles de la personnalité, etc. etc., toutes ces conceptions délirantes se mêlent, se choquent dans l'esprit du malade, créant un chaos mental indescriptible. Je ne m'y attarderai pas, préférant mettre en relief les phénomènes caractéristiques.

Néanmoins, pour bien fixer les idées, je résumerai ici une observation typique d'hébéphrénie, prise à la maison de santé de Ville-Évrard.

Il s'agit d'une femme qui, à l'âge de 27 ans, à la suite de couches très difficiles, devint triste, peureuse, obsédée par la crainte de mourir, puis peu de temps après, brusquement expansive, changeant ainsi d'humeur et d'occupation subitement, tantôt se jetant dans des divertissements mondains, tantôt s'humiliant, prenant le monde en horreur, témoignant des idées mystiques. Cet état dure environ 3 ans au bout desquels elle est prise d'un accès d'agitation, caractérisé par de l'insomnie et des idées mystiques, liées à des

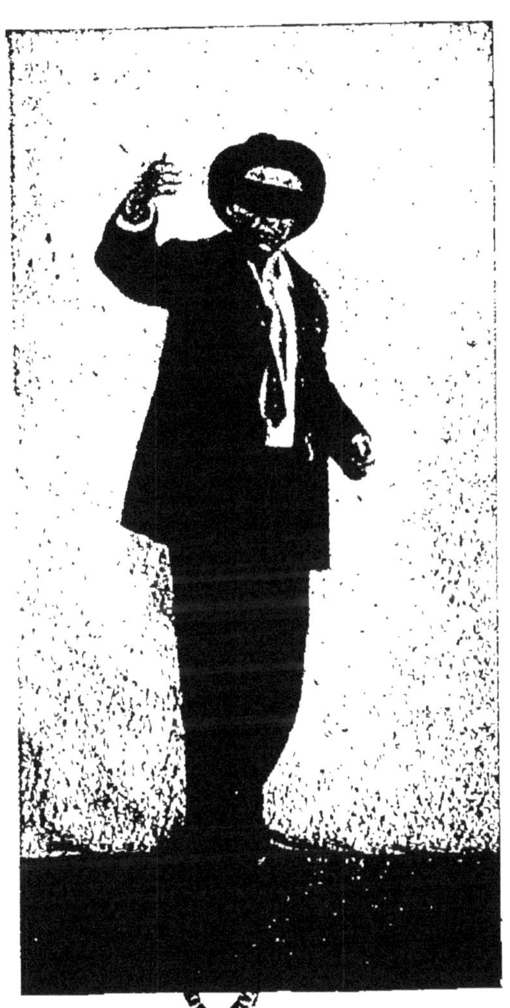

DÉMENCE TOTALE. — ATTITUDE CATATONIQUE

hallucinations auditives. C'est alors que la malade fut placée à Ville-Evrard dans le service de M. SÉRIEUX et observée par FARNARIER qui en a publié l'observation dans sa thèse inaugurale (1). Je cite ici FARNARIER.

« Au moment de son entrée dans le service, la malade est dans un état d'agitation extrême : elle gesticule, se roule par terre, casse des carreaux, brise ou déchire tout ce qui lui tombe sous la main. Elle écoute ses hallucinations, parfois rit aux éclats, parfois entre en extase : elle répond à ses voix, parle avec des anges, des séraphins. Les idées mystiques sont prédominantes, elle est une victime résignée à souffrir pour le salut de l'humanité ; elle supporte le poids des péchés du monde, elle est un nouveau Jésus-Christ. On note quelques hallucinations de la vue : deux anges lui apparaissent, l'un blond, l'autre brun ; elle cause avec eux. *La confusion est extrême* : la malade n'a aucune conscience de son état, elle ne sait où elle se trouve ; par moments cependant, elle arrive à se ressaisir un peu : elle est très malade, dit-elle, elle a mal partout, elle a peur de mourir ».

Cet état de confusion agitée cède au bout de quelques jours : puis la maladie évolue pendant quelques mois avec des alternatives de calme et d'agitation : 6 mois après, l'état s'est amélioré,

---

(1) FARNARIER. — *La psychose hallucinatoire aiguë.* — Th. Paris, 1899.

la malade est beaucoup plus calme : cependant elle présente encore « des hallucinations de l'ouïe et de l'odorat. accompagnées d'une légère *confusion et de désorientation* ». A cette époque « l'interrogatoire est malaisé ; tant par réticences volontaires que par *imprécision des idées* la malade répond mal à la question ».

La malade sort peu de temps après : un mois après, une rechute se produisait : elle est alors comme « dans un rêve vague où la réalité et l'illusion se mélangent, sans se distinguer nettement : elle est étonnée, ne sait pas, ne se rend pas compte ».

Nous avons observé cette malade 3 ans plus tard : l'affaiblissement intellectuel était déjà prononcé. J'ai publié son observation au point de vue psychologique dans ma thèse ; j'y reviendrai dans quelques instants.

Pouvons-nous de l'examen même des conceptions délirantes tirer quelques signes de probabilité en faveur de la démence précoce ? L'examen de la forme du délire les a déjà fait pressentir.

Je n'insisterai pas sur le *polymorphisme des états délirants* ; je l'ai déjà décrit.

Mais il me faut revenir sur la *mobilité* extrême des conceptions. Il est en effet une cause de mobilité du délire que l'on retrouve chez un grand nombre d'hébéphréniques, je veux parler de la *suggestibilité* ; les conceptions délirantes peuvent en effet être modifiées par tout ce que

le malade voit ou entend autour de lui ; une de
nos malades, hypochondriaque, ne pouvait
entendre parler d'une maladie sans croire immédiatement qu'elle en était atteinte. La vue des
infirmières suggéra à une autre qu'elle était infirmière. Ces quelques faits montrent combien les
conceptions de ces malades varient au gré des
événements qui se déroulent sous leurs yeux, au
gré des associations d'idées ou des d'émotions
évoquées par ces événements.

Aussi *le délire n'est-il pas systématisé* : c'est
une suite de conceptions fausses qu'aucun lien
logique ne relie entre elles. Dans les cas d'agitation, ces conceptions se succèdent d'une façon
tout à fait incohérente. Le plus souvent c'est une
coëxistence dans le même cerveau d'idées délirantes variées que rien ne relie, qui ne s'expliquent nullement les unes par les autres.

Toutes ces idées sont extrêmement *vagues*,
extrêmement *peu précises* : le sujet est incapable
de fournir sur elles des explications ou des
détails ; s'il le tente les explications sont aussi
vagues que le délire primitif. Le degré de cette
imprécision est variable : elle peut aller jusqu'à
la confusion la plus complète. Cet état d'imprécision, de confusion des idées délirantes, est à
nos yeux un signe d'une grosse valeur. On le
retrouve dans toutes les formes de l'hébéphrénie.

Toutes ces idées sont *bizarres, puériles, absurdes*. La puérilité et l'absurdité augmentent à

mesure que l'affaiblissement intellectuel fait des progrès. Voici un exemple de puérilité et d'absurdité dans les conceptions délirantes : il s'agit de la malade dont je viens de résumer l'observation : les hallucinations ont disparu, il ne reste plus qu'un mélange bizarre d'idées hypochondriaques, d'idées de satisfaction et d'idées de grandeur. Elle n'a plus de cœur, de pensée, de vitalité ; elle s'abime, elle devient paralysée, gâteuse ; elle a mal aux yeux, ses « *yeux se tournent en sucrerie* » ; elle a les jambes cassées ; en guise de jambes, elle n'a plus qu'un pilon ; sa circulation s'arrête, elle n'a plus de cœur, on lui a transpercé le cœur avec une seringue qu'on lui a introduit dans l'anus. Elle est enceinte, elle sent son enfant nager comme une grenouille : bien qu'elle soit enceinte depuis plusieurs années, cet enfant ne nait pas : « *rien n'était préparé pour sa naissance; ne pouvant venir au monde il a préféré rester où il était.* » — La vie qu'elle mène ne lui plaît pas ; tantôt elle parle d'acheter un petit fonds de commerce, tantôt elle rêve d'être danseuse à l'Opéra, tantôt elle se dit reine de France. Elle ne veut plus vivre avec son mari : il lui semblait le jour de son mariage que lorsqu'elle aurait passé 13 ans avec son mari ce serait assez : « *Je veux être belle avec un autre que lui, ça le fera enrager, il a été trop bête cette année* ». Cette énumération ne peut donner qu'une idée très imparfaite de l'imprécision des conceptions de cette malade, qui passe d'ailleurs sans aucune transition d'une idée à une autre ; je la montrerai plus complètement en donnant des exemples de ses écrits.

Tous ces phénomènes délirants reposent sur un état mental particulier qui s'affirme de plus en plus à mesure que la maladie fait des progrès.

On peut trouver tous les intermédiaires entre la forme catatonique et la forme hébéphrénique, de même que l'on trouve tous les intermédiaires entre la forme hébéphrénique et la forme paranoïdé, comme nous le verrons plus loin. L'on peut considérer en effet l'état de stupeur catatonique comme le degré le plus prononcé de confusion mentale : la confusion se retrouve dans l'hébéphrénie ; elle peut être plus ou moins intense, depuis l'état de simple imprécision des idées jusqu'à ces états, où l'esprit désorienté vit dans un véritable rêve.

Il résulte néanmoins de ces faits, que l'hébéphrénique est beaucoup moins désorienté que le catatonique, la désorientation étant dans un rapport étroit avec la confusion. Ces déments savent en général où ils se trouvent, ils ont une conscience un peu plus juste de ce qui se passe autour d'eux. Leur conception du monde extérieur est cependant encore bien vague, d'autant plus vague que l'illusion vient sans cesse se mélanger dans leur esprit avec la réalité.

Nous avons vu combien leurs conceptions délirantes étaient peu précises ; la même imprécision règne sur tous les phénomènes de leur vie mentale. Ils apprécient très mal le temps qui s'est écoulé depuis le début de leur maladie, les divers événements qui se sont déroulés sous leurs yeux depuis qu'ils sont malades : ils éprouvent une peine assez grande à ressembler leurs idées : aussi leur langage et leurs écrits sont-ils le plus souvent assez incohérents.

On n'observe pas chez ces malades une gêne aussi grande de la pensée que chez le catatonique, mais tout lien logique est brisé dans le discours. Parfois on observe même une véritable *salade de mots* (FOREL).

Les caractères du langage des hébéphréniques sont, d'après TRÖMNER : « la permanence de la construction grammaticale, la richesse en mots insolites, prétentieux ou étrangers, les néologismes, le manque de sens ».

Tous ces caractères augmentent encore lorsque le malade est agité. La confusion et l'imprécision dans les idées deviennent plus grandes, l'incohérence est alors extrême. Voici, pour fixer les idées, des exemples de phrases parlées ou écrites empruntées pour la plupart à la malade dont j'ai déjà parlé.

On trouve déjà dans les écrits du début de sa maladie, alors qu'elle était en pleine phase délirante, des traces de l'état d'imprécision de ses idées : « *On cherche à me faire damner, je t'assure que j'assiste à des massacres : on me mène au bord de la rivière et on me montre des enfants qu'on jette*

*à l'eau. Je ne crois pas aux bêtises d'oiseau bleu,
d'ange bogé et de tout ce qui s'ensuit »*. On remarquera le néologisme introduit dans cette phrase ;
je reviendrai plus loin sur les néologismes des
déments précoces et sur leur genèse.

Voici maintenant d'autres exemples plus typipiques encore : *« Qui êtes-vous, monsieur K...? je
vous oblige de me le dire. parce qu'un règlement
qui consiste à laisser abîmer une jeune femme faute
de costume et de maintien est une preuve de manque d'affection envers moi-même. Car je ne suis
nullement malade que de ne pas être soignée que de
cette façon. Je pensais qu'avec vous je pourrais
me réconforter de la façon décente pour mener ensuite à Paris une existence de haut goût et pouvant à volonté venir prendre un bain dans cette
maison si c'est d'usage.., etc »*. Cette lettre
exprime les préoccupations habituelles de la
malade, ses idées hypochondriaques, son inconscience absolue de sa situation à Ville-Evrard.
On voit combien l'expression en est imprécise et
confuse.

Cette imprécision augmente encore lorsque
la malade est agitée. Elle parle par exemple de
son fils : *« Je voudrais qu'il fût marin : j'aurais
voulu le noyer pour qu'il sorte propre, pour qu'il
fasse un plongeon tout de suite. S'ils ne savent pas
ce qu'ils veulent, ce n'est pas la peine qu'ils existent »*.

Un jour où son agitation est encore plus
grande :

« *Il n'est pas naturel que les gens deviennent comme un raisin qu'on n'a pas mérité d'avoir* ».

« *Je joue du piano, ce n'est pas ce que mes parents voulaient ; je descendais bien quelques marches pour eux* ».

Ces exemples montrent les caractères propres de cette incohérence qui se distingue de celle de l'excité maniaque parce qu'elle ne présente pas une richesse aussi remarquable de représentations mentales. Ici elle est le plus souvent puérile. Il semble que l'on va comprendre cè que la malade veut dire : mais elle passe à côté de sa propre pensée : les représentations mentales sont vagues, incertaines effacées : le lien qui les unit est lâche et peu précis : les conceptions et les jugements deviennent de ce fait de plus en plus vagues et incohérents. On ne trouve cependant pas ici une diminution des éléments de la pensée aussi considérable que chez le catatonique. Comme les catatoniques, mais à un degré moindre, ces malades se montrent *apathiques* et *indifférents*. Nous avons vu qu'au début ils sont capables de réaction à leurs diverses hallucinations ou conceptions délirantes. Peu à peu le délire n'éveille plus d'émotion bien forte en eux et l'on observe une contradiction entre l'attitude et le délire : on peut les voir alors émettre des idées hypocondriaques ou de persécution d'un air satisfait, plus souvent encore exprimer leurs idées délirantes d'un air indifférent et complètement détaché (1). Aussi ces malades peuvent-ils passer pour des simulateurs auprès d'un observateur non prévenu. Tout, d'ailleurs, dans leur attitude, leur physionomie, leurs poses et leurs gestes revêt un aspect *maniéré, artificiel* et *convenu*. « Il semble qu'ils s'écartent de la normale volontairement et comme à plaisir (SÉRIEUX) ».

Les divers sentiments disparaissent petit à petit et cela d'une façon précoce comme dans la forme catatonique.

Le *caractère* de ces malades est très *mobile* : ils passent sans transition des rires aux larmes et réciproquement : la mobilité du délire reflète le plus souvent d'ailleurs cette mobilité de l'humeur, des idées contradictoires se succédant chez eux sans intermédiaires.

En dehors des réactions à leurs idées délirantes, ils présentent de brusques *impulsions, fugues, actes de violence, tentatives irraisonnées d'évasion, éclats de rire, tics.* etc., etc. Tous leurs actes sont mal adaptés : ils sont incapables de combiner les moyens d'assurer le succès d'une action un peu compliquée.

On retrouve ici, mais à un degré moindre, les divers phénomènes caractéristiques de la catatonie, négativisme, docilité, suggestibilité, écho-

---

(1) Les troubles de la mimique (*paramimie hébéphrénique* de Ziehen) ne sont d'ailleurs pas spéciaux aux hébéphréniques : on les retrouve dans les autres formes de l'affection

lalie, échopraxie etc. ; on n'observe pas d'attitudes nettement cataleptiques, mais seulement une
tendance à conserver les attitudes passives pendant un temps assez court : il s'agit là le plus
souvent de docilité et non de catalepsie véritable.

**Évolution**. — L'hébéphrénie évolue vers la
démence d'une façon progressive, à travers des
alternatives de calme et d'excitation. Les
délires disparaissent assez rapidement, laissant
souvent après eux des reliquats, soit sous forme
de tics, restes de réactions de défense, soit sous
forme de phrases stéréotypées.

On peut observer des rémissions plus ou moins
longues.

La terminaison habituelle est la démence profonde (dans 75 p. 100 des cas d'après KRAEPELIN):
on observerait de simples états d'affaiblissement
psychique dans 17 p. 100 des cas: enfin la guérison surviendrait dans 8 p. 100.

La durée est variable : il faut 2, 5, 10 ans pour
que le malade atteigne la phase de démence terminale ; on peut dire qu'en moyenne elle oscille
entre 2 et 5 ans.

## 4° Forme paranoïde

KRAEPELIN groupe sous le nom de forme paranoïde de la démence précoce des états cliniques
assez différents : il décrit en effet deux formes de
démence paranoïde : la démence paranoïde pro-

prement dite (*Dementia paranoïdes*) et les délires fantasques systématisés (*Phantastische Verrückheit*.) Jadis KRAEPELIN avait classé ces derniers cas dans la folie systématisée ou paranoïa ; mais, prenant en considération que certaines formes de paranoïa évoluent vers la démence, alors que d'autres ne s'accompagnent jamais d'affaiblissement intellectuel, il scinda la paranoïa et, dans la dernière édition de son traité, fit rentrer dans la démence paranoïde tous les délires systématisés, accompagnés d'affaiblissement intellectuel et évoluant vers la démence ; le délire chronique de MAGNAN se trouve dans cette conception faire partie de la démence précoce, et la paranoïa ne comprend plus que les cas de délires systématisés non hallucinatoires, délires que SÉRIEUX et CAPGRAS ont décrit sous le nom de *psychoses à base d'interprétations délirantes* (1) qui ne s'accompagnent pas d'affaiblissement intellectuel et qui n'évoluent pas vers la démence.

Cette conception n'a pas été acceptée par tous les auteurs en France. Jadis M. SÉGLAS (2) s'est élevé contre elle et M. SÉRIEUX (3) a adopté les

---

(1) SÉRIEUX & CAPGRAS. — *Les psychoses à base d'interprétations délirantes*. — Annales médico-psychologiques 1902.

(2) SÉGLAS. — *La démence paranoïde*. — Ann. méd. psych. 1900.

(3) SÉRIEUX. — *La démence précoce*. — Revue de psychiatrie 1902.

opinions de M. Séglas. Des différences en effet séparent la démence paranoïde et la variété de délires systématisés dont le délire chronique de Magnan est le type. Dans l'une, l'affaiblissement intellectuel est précoce ; dans l'autre, il est tardif, ne survient qu'après 15 ou 20 ans : l'une est caractérisée par des idées délirantes le plus souvent polymorphes et peu systématisées, l'autre par une suite de conceptions délirantes s'enchaînant d'une façon logique et témoignant d'une puissance de raisonnement encore considérable ; enfin l'âge auquel débute la maladie est souvent différent dans les deux cas.

Néanmoins M. Sérieux émet actuellement des doutes sur les différences très nettes qui différencieraient la démence paranoïde des délires systématisés dont le délire de Magnan représente la forme extrême. Il fait remarquer en effet que l'on n'observe pas de limites bien tranchées entre la démence paranoïde et ces prétendus délires systématisés, et que, si l'on observe tous les intermédiaires entre la démence hébéphrénique et la démence paranoïde, on observe de même tous les intermédiaires entre la démence paranoïde et le délire chronique de Magnan : tous ces délires évoluent vers la démence et l'on peut dès leur début prédire leur terminaison fatale : l'évolution plus longue de la maladie, dans ces cas, serait due à ce que tous les centres d'association ne seraient pas frappés en masse dès le début, mais que l'action toxique se ferait lentement et sourdement, frappant certains centres, épargnant les autres et permettant à ceux-ci un certain degré de réaction ; mais la marche de l'affection n'est pas moins envahissante dans ces cas que dans les cas aigus. Il y aurait donc une forme aigüe et une forme chronique de démence paranoïde. KRAEPELIN a bien marqué la différence entre ces deux formes, puisqu'il distingue une démence paranoïde proprement dite, et des délires systématisés fantasques. Aux auteurs qui objecteraient que la démence précoce devient ainsi un *caput mortuum*, dans lequel on fait rentrer les cas les plus divers, comme on l'a fait pour les délires des dégénérés, M. SÉRIEUX fait observer qu'à côté de la démence précoce existe un large cadre morbide, la folie systématisée, dans lequel rentreront tous les cas de délire systématisé qui n'évoluent pas vers la démence, et au cours desquels l'esprit témoigne encore d'une activité remarquable : ces délires sont caractérisés surtout par des systèmes d'interprétations délirantes. M. SÉRIEUX insiste avec raison sur ce fait, que l'on est un peu porté à voir des hallucinations partout, et que, si l'on analyse bien les faits, on observe que chez ces malades les prétendues hallucinations ne sont qu'une interprétation erronée, et en rapport avec les préoccupations du malade, de faits qui se sont passés réellement : sans doute des hallucinations peuvent survenir au cours de ces délires ; mais ces hallucinations ne sont pas constantes, elles ne se produisent que d'une manière épisodique ; on les observe au cours d'un délire systématisé comme on les observe au cours d'une vie normale.

En résumé, il conviendrait de scinder l'étude des délires systématisés et de considérer comme une forme chronique de démence paranoïde ceux dans lesquels les troubles sensoriels sont constants, et qui évoluent vers la démence, l'affaiblissement intellectuel se traduisant assez rapidement chez ces malades par l'absence de réaction aux troubles délirants, et de grouper dans la folie systématisée proprement dite tous les cas où l'esprit construit un délire avec des faits réels, interprétés faussement, et, non affaibli, réagit en présence de ses idées erronées, comme il réagirait en présence de la réalité.

Je ne décrirai pas ici les formes chroniques, systématisées de la démence paranoïde ainsi conçue ; j'aurai seulement en vue les cas dans lesquels on observe un *affaiblissement intellectuel à développement précoce, s'accompagnant de troubles sensoriels et de conceptions délirantes qui, quoique mal systématisées, présentent un caractère de fixité beaucoup plus grand que dans les formes précédentes (1).*

---

(1) D'après MM. DENY et ROY ce ne sont pas là les seuls caractères distinctifs de la démence paranoïde: la démence paranoïde est constituée par le développement de l'affection sur un terrain spécial, sur une constitution psychique particulière, la constitution paranoïenne

A la limite, les formes paranoïdes viennent se confondre avec les formes hébéphréniques : ce qui les différencie, c'est que, dans les formes paranoïdes, il y a une certaine tendance à la systématisation, alors que les conceptions délirantes de l'hébéphrénique ne sont pas du tout systématisées. Cette tendance à la systématisation laisse des traces dans la période de démence terminale : le dément paranoïde est, parmi les déments précoces, celui qui conserve le plus longtemps ses conceptions délirantes.

Après une période de troubles neurasthéniques de durée variable dans laquelle on voit s'installer le délire, les conceptions fausses prennent de l'extension : le plus souvent polymorphes, elles affectent cependant un certain caractère de fixité. Un de nos malades a rédigé jadis un mémoire intitulé « *Loi des lois* », a adressé à l'Académie des sciences « *la Théorie de la Vérité, la science universelle intégrale de la nature et le système abstrait des mondes* ». Depuis le début de sa maladie, qui remonte à plus de quatre ans, il se donne le titre de « *quadrateur aux sciences* » et se dit « *duc de la Rochefoucauld-Liancourt, Napoléon V.* » Un autre malade présente un mélange

---

mise en lumière par les auteurs italiens et caractérisée par la méfiance, la susceptibilité, l'orgueil, etc. etc. dont les idées délirantes ne sont que l'exagération : ils publient un certain nombre d'observations qui tendent à démontrer que les troubles démentiels s'installent sur un fonds paranoïque originaire.

d'idées mystiques et de persécution, pendant longtemps appela Dieu toutes les personnes qu'il rencontrait, faisait sans cesse des signes de croix. Une autre encore, persécutée depuis plusieurs années, présente depuis plus d'un an des troubles de la personnalité, se dit envoûtée par Mme de Thèbes. Toutes ces conceptions délirantes persistent souvent plusieurs années sans se modifier.

Mais elle ne progressent pas : elles sont *fixées*, deviennent peu à peu *stéréotypées*. A la visite, tous les matins le premier malade que nous avons cité nous prie de lui donner la garde d'un de ses régiments. C'est à toutes les personnes indistinctement que le second malade appliquait le qualificatif de Dieu. Un autre, à toutes les questions sur sa santé, répète : « *Je suis triste, la médecine me travaille la tête.* » S'il y a donc tendance à la systématisation, cette systématisation est faible : c'est plutôt une fixité du délire qu'une systématisation véritable : l'esprit rapidement affaibli ne peut faire les frais de conceptions multiples et variées : le délire ne se développe pas, il piétine sur place. Ces caractères s'accentuent avec les progrès de la maladie. Au début l'on peut observer un délire mobile analogue à celui des hébéphréniques.

Toutes ces conceptions sont remarquablement *absurdes* : « par leur multiplicité, leur niaiserie, leur extravagance, elles égalent si même elles ne dépassent celles du paralytique général. »

(SÉGLAS). La malade, envoûtée par M^me de Thèbes, sent son enfant en elle : on la voit lever les bras en l'air, parce qu'elle le sent qui descend dans ses mains. Elle voit un éléphant transformé en roue : son enfant est dedans. Un jour, elle nous dit qu'elle voyait un chat manger un tigre, elle apercevait le tigre dans l'estomac du chat : ce tigre se nommait opale et lui-même contenait un homme et une femme : elle s'est adjurée alors d'être d'améthyste et d'opium pour ne pas être mangée elle-même.

Le plus souvent, comme dans la forme précédente, les malades ne peuvent donner aucune explication sur leur délire. Il est fort peu raisonné : aussi le malade ne cherche-t-il pas la signification des conceptions délirantes qui se présentent à lui : son état d'affaiblissement psychique ne le lui permet pas : il les accepte sans les discuter.

Les troubles sensoriels sont parfois très actifs. Les hallucinations de l'ouïe et de la sensibilité générale sont particulièrement fréquentes : on peut observer des hallucinations de la vue. Néanmoins il ne faut accepter les expressions dont se servent les malades que sous toutes réserves : ces malades sont en effet, comme nous l'avons dit, incapables de nous donner des explications nettes sur les troubles qu'ils ressentent : bien souvent ils accusent des hallucinations, alors qu'il ne s'agit que de simples représentations mentales amenées au gré des associations. C'est le cas

de cette malade que nous citions plus haut : ses
prétendues visions n'étaient probablement que
de simples associations d'images : rien dans l'aspect extérieur ne révélait que cette malade fut
véritablement hallucinée.

Le langage est souvent fort incohérent : SÉGLAS
cite un exemple de discours tenu par un de ces
déments (1) :

*« Il a été prononcé la peine de mort contre lui,
La porte est-elle en bois, en fer ou en tenue poly-
technique. C'est le téléphone qui l'ennuie, s'il était
un aveugle on le mettrait dans un trou. Il pousse
au bien. Il veut inviter le monde, ce qui est la vie
romanesque. Demandez, vous serez recommandés.
Il est des sept Cochefert de Paris. Il est facile de
réassortir les races, etc.. etc. »*

Nous avons parlé de ce malade qui avait écrit
plusieurs mémoires : ces mémoires sont absolument incohérents. Voici par exemple une de ses
lettres, adressée au président de la Réublique :

*« Monsieur le Président,*

*Ne pourriez-vous m'excuser de vous importuner
et de vous implorer pour mes aliénations. Sembla-
blement, je ne crois pas pourvoir à ma triste et
invalide manière d'action. Ne le disais-je à quelqu'un de vos proches qui ne pourra peut-être rien
faire pour le soupirant. Puisque l'on ose me ren-*

---

(1) SÉGLAS. — *La démence paranoïde.*

*fermer, ne pourriez-vous savoir me rendre ma pro-
vince natale et pédagogique ? »*

*Recevez, Monsieur le Président, l'assurance de
ma haute considération et de mes humbles sentiments ».*

M. Séglas cite l'exemple suivant, emprunté au
malade dont nous avons déjà parlé :

*« Grand livre. — Je déclare avoir voulu ma-
rier ma mère avec mon frère et ma sœur Léontine
avec M. Mollard. Ma tante est morte de peur ap-
préhendant de voir verser du vin au lieu de larmes.
Moi j'ai essayé d'accorder ma femme avec une do-
mestique qui se faisait passer pour sa mère et passer son ombrelle pour son parapluie, Vous dire ce
qu'elle avait l'air d'une véritable tour pointue.
Voilà six mois qu'on me bourre la tête avec cela.
Il y a de quoi se graisser les mains et les chaus-
sures jusqu'à ce que tout le monde ait vu clair et
sache comprendre que M. Loubet a eu besoin d'un
ridicule. Le parapluie, c'est moi. Le ridicule, c'est
ma belle-mère, car M. Loubet ne peut sortir une
fois sans embrasser la sienne. Pour me faire un
marché il faut la terre, l'eau et la lumière électrique ; comme cela, s'il fait du vent, on ne verra
pas la poussière dans l'eau et la marchandise.
Mais l'on verra de beaux abatis qui sentiront moins
fort que le garçon boucher de la rue des Halles. »*

Séglas fait remarquer « que si le fond de cet
écrit est absolument incohérent, la forme en est
très correcte, le papier propre, les lignes très

régulières et sans ratures, l'écriture ferme, nette, plutôt élégante. » Ces remarques peuvent s'appliquer à la lettre citée précédemment.

Leur langage est souvent prétentieux, déclamatoire : il fourmille parfois de néologismes.

Ils ont généralement un aspect béat, satisfait d'eux-mêmes, en rapport souvent d'ailleurs avec leur délire, car les idées de grandeur sont très fréquentes. Mais on les voit exprimer sans épouvante et de cet air satisfait les plus terribles idées de persécution.

Ils sont moins confus que les malades précédents : aussi sont-ils moins désorientés.

Je n'insisterai pas ici sur les phénomènes communs à toutes les formes : je me propose d'y revenir en détail. Indifférence, négativisme et suggestibilité, stéréotypies, tics, fugues, etc., on retrouve tous ces phénomènes à des degrés divers chez ces malades.

**Évolution**. — La démence paranoïde évolue plus lentement que les autres formes de démence précoce. Très souvent aussi la démence n'est pas aussi profonde que dans la catatonie et l'hébéphrénie : aussi les phénomènes délirants persistent-ils beaucoup plus longtemps : mais ils tendent de plus en plus à se stéréotyper : et à la fin ce ne sont plus que de simples phrases, dénuées pour lui de tout sens, que répète le malade d'une façon tout automatique. Quoiqu'il en soit, l'activité délirante persiste assez longtemps : on peut l'observer plus de 10 ans après le début de la maladie.

Ces déments présentent des alternatives de calme et d'excitation qui se succèdent sans transition. L'on peut observer des crises d'agitation, accompagnées de délire encore actif, avec verbigération, qui durent plusieurs années.

La terminaison habituelle est la démence, ou un état très prononcé d'affaiblissement intellectuel.

Tels sont les caractères distinctifs des quatre variétés cliniques de démence précoce. Bien qu'il existe des cas où s'affirment les caractères particuliers d'une forme déterminée, il ne faudrait pas croire qu'elles constituent des cadres à limites précises. Nous avons déjà dit que tous les intermédiaires existaient entre les diverses formes et le départ est souvent difficile à faire entre telle forme catatonique et telle autre hébéphrénique, entre telle hébéphrénique et telle autre paranoïde. Il y a plus : certain cas qui avait évolué dans une forme déterminée présente tout à coup les symptômes de la forme voisine : c'est ainsi que l'un de nos malades, dément paranoïde, a présenté de la catatonie à un moment donné. Il ne faudrait donc pas chercher à faire entrer de force un cas déterminé dans l'une des formes de la démence précoce : on observe assez fréquemment des malades qu'il est difficile de classer, parce qu'ils présentent alternativement des symptômes caractéristique de chacune des formes de l'affection.

# c.- CARACTÈRES DE L'AFFAIBLISSEMENT INTELLECTUEL

### PSYCHOLOGIE DES DÉMENTS PRÉCOCES

Nous avons étudié jusqu'ici les caractères qui différencient les diverses formes de démence précoce, et nous avons constaté que ces caractères consistent en phénomènes aigus, assez dissemblables d'aspect à première vue : nous avons cependant laissé entrevoir, chemin faisant, qu'un certain nombre de symptômes étaient communs à toutes ces formes. Nous avons en outre insisté sur ce fait qu'il ne faut attacher qu'une importance extrêmement relative au contenu des idées délirantes et qu'il faut étudier avec soin les caractères psychologiques du délire. Nous avons montré en effet que tous les intermédiaires se rencontrent entre les diverses variétés de la démence précoce, et que la confusion mentale imprime un cachet spécial à toutes les manifestations délirantes. La confusion peut être plus ou moins accentuée : assez légère dans les formes paranoïdes, plus ou moins marquée dans les formes hébéphréniques, elle atteint son maximum dans les formes catatoniques. Aussi à travers les variétés cliniques est-il possible de trouver des caractères communs à tous les déments précoces :

ce sont ces caractères que je me propose d'étudier dans ce chapitre.

J'exposerai donc ici d'abord un certain nombre de réactions ou de troubles particuliers qui frappent l'observateur à un premier examen : je tâcherai ensuite de pénétrer plus profondément dans l'analyse des troubles psychiques élémentaires et de montrer quels sont les caractères de l'affaiblissement intellectuel des déments précoces.

Dans cette étude je ne m'occuperai plus des formes diverses, mais je serai obligé de distinguer souvent les malades calmes des malades agités, l'agitation imprimant parfois des caractères spéciaux aux manifestations morbides. Je passerai en revue les différents symptômes ayant surtout en vue une démence précoce dans laquelle l'affaiblissement psychique est assez prononcé, mais qui n'est pas encore arrivée à la phase de démence profonde : néanmoins je serai forcé, pour la commodité de la description, d'anticiper parfois et de parler de symptômes que l'on n'observe guère que dans les cas où toute vie psychique a disparu : je donnerai d'ailleurs plus tard un tableau de la démence arrivée à sa phase terminale.

**Aspect extérieur, attitude.** — L'attitude est le plus souvent caractéristique. Le malade calme reste immobile des heures entières. Son visage est figé, et ne reflète aucune pensée, aucun sentiment. Les uns ont une physionomie hébétée, pouvant aller jusqu'à la stupidité, un visage absolument de bois : les autres au contraire présentent une extrême mobilité des traits : mais cette mobilité n'a rien d'intelligent, elle n'est en rapport ni avec des émotions, ni avec des pensées : portée au maximum chez le dément agité, elle est différente de la physionomie de l'agité maniaque chez lequel le flot des pensées et des sentiments qui s'entremêlent dans son esprit, déterminent des expressions variées et changeantes. La mobilité de visage du dément précoce est toute automatique. Un malade au facies immobile éclatera tout à coup de rire sans motif apparent : puis sa physionomie reprendra son immobilité première. Ces accès de rire sans cause sont très fréquents. Les crises de larmes ou de sanglots me semblent beaucoup plus rares.

En d'autres temps, la figure est animée de grimaces, qui se reproduisent d'ailleurs souvent les mêmes chez le même malade. Une de nos malades tenait constamment les yeux fermés et avançait la bouche en faisant la moue. On a donné des noms spéciaux à certaines attitudes spéciales de la bouche, *bouche en groin, bouche en coin, bouche en museau,* qui se reproduisent assez fréquemment.

Très souvent le visage ou même le corps entier sont animés de *tics,* très multiples d'aspect : un de nos malades en présentait un nombre considérable ; certains d'entre eux, au cours desquels le malade tournait brusquement la tête et tendait l'oreille, comme s'il avait entendu quelque chose, auraient pu faire croire à la présence d'hallucinations. On observe parfois de la *rumination* ; une de nos malades ramène sans cesse de son estomac dans sa bouche des parcelles d'aliment qu'elle mâche et avale de nouveau : un autre est affecté d'un tic de déglutition accompagné d'un léger bruit pharyngé très particulier.

J'ai déjà signalé les *attitudes bizarres* que prennent les catatoniques : dans ce cas, ces attitudes sont conservées pendant un temps infini : les autres déments précoces, sans présenter des attitudes bizarres aussi caractéristiques et aussi longtemps prolongées, montrent dans toute leur attitude des caractères spéciaux qui les éloignent de la normale. *Leur attitude, leurs gestes, leur démarche sont affectés, artificiels, maniérés* : il semble qu'ils prennent plaisir à ne rien faire comme tout le monde : ils marchent en sautillant, en rampant, en se dandinant, en se pavanant. Il est difficile de donner une description d'ensemble de tous les modes de démarche et d'attitude que ces malades peuvent affecter. Ces caractères s'accentuent encore si les malades sont agités, surtout dans les formes catatoniques et hébéphréniques : ils sont beaucoup moins apparents dans la forme paranoïde. Dans ce dernier cas, le délire ayant une certaine tendance à la systématisation, l'attitude est plus en rapport avec les idées délirantes. Nous avons un malade qui dans sa phase délirante se disait Napoléon V : aujourd'hui encore, bien que très affaibli, il a une attitude digne, marche des épaules, une main derrière le dos, l'autre passée entre deux boutons de sa veste. Quoiqu'il en soit, il faut prêter un grand soin à la recherche de toutes ces attitudes affectées : le personnel de surveillance est souvent mieux placé pour les observer que le médecin.

*La démarche et l'attitude revêtent souvent une forme stéréotypic.* Dans la catatonie, la stéréotypie est considérable : l'agitation catatonique se traduit par des gestes, des mouvements plus ou moins bizarres que le malade reproduit sans cesse d'une façon identique. Presque toutes les attitudes spéciales que nous venons de signaler sont généralement les mêmes chez le même sujet : c'est une manière d'être que le malade adopte et qu'il reproduit sans cesse. Certaines attitudes peuvent même affecter l'aspect de déviations organiques du squelette : c'est ainsi qu'une de nos malades présente une cyphose dorsale accentuée et qu'un autre a un certain degré d'ensellure lombaire : ce ne sont pas là des déviations véritables de la colonne vertébrale, mais de simples attitudes stéréotypées.

Il faut rechercher systématiquement chez tous ces malades les *états cataleptiformes* : sans être absolument cataleptiques, tous gardent un certain temps les attitudes qu'on leur donne, plutôt par docilité que par catalepsie véritable. On observe très souvent que cette plasticité musculaire alterne avec de l'*opposition*, le malade résistant en aveugle à tous les mouvements que l'on veut lui imprimer.

**Troubles du caractère**. — La démence précoce débute le plus souvent, nous l'avons vu, par des troubles du caractère. Ces troubles peuvent n'avoir rien de spécial ; simple mobilité d'humeur, versatilité, irritabilité comme on en observe dans beaucoup d'autres affections. Mais il est une autre modification du caractère qui marque souvent le début de la maladie et qui ne fait que s'accroître avec elle, je veux parler de la *non-chalance*, de l'*indifférence* pour tout ce qui intéressait autrefois le sujet. Nombre d'entre eux étaient des esprits travailleurs, actifs et curieux ; peu à peu on les voit devenir nonchalants, paresseux : ils se désintéressent de tout, restent volontiers des journées entières au lit ou ne bougent plus de chez eux, ne s'occupant à rien. *Ils n'ont plus aucun désir*, ils n'agissent plus. La même indifférence se révèle chez les malades agités. Nous avons dit plus haut que le visage de ces malades ne reflétait plus aucune émotion et de fait ils n'en éprouvent plus. Sans doute, dans la phase délirante ils manifesteront encore des émotions de frayeur, de tristesse ou de joie : mais ces émotions sont confuses, elles n'ont pas l'acuité d'une émotion qui se développe dans une conscience normale. Peu à peu d'ailleurs tous les sentiments disparaissent : rien ne touche plus le malade ; on peut le menacer de châtiments, lui annoncer qu'il restera enfermé toute sa vie, il n'en manifeste aucun déplaisir.

Parmi les sentiments disparus, il faut attacher une grande importance aux *sentiments de famille*. Les malades qui portaient le plus d'affection aux leurs, semblent alors les ignorer complètement : jamais ils ne s'informent de leurs parents ou de leurs enfants, jamais ils ne demandent à les voir. On peut utiliser les décès qui surviennent dans la famille des malades, les circonstances qui dans des conditions normales auraient déterminé des réactions de tristesse ou de joie, pour étudier la disparition de ces sentiments ; on peut même les inventer s'ils ne se présentent pas : cette expérience n'offre aucun danger ; le malade ne réagit pas, ou s'il réagit, c'est une émotion si fugace qu'elle est oubliée quelques instants après. Nous avons ainsi annoncé à un hébéphrénique la mort de son père : il la contesta, ne manifesta aucune émotion, parut l'oublier ; nous lui en reparlâmes quelques jours après : « *J'ai entendu dire celà ; oui, on le dit* » et il ne s'en tourmenta pas davantage. Notre démente simple, à la nouvelle que son frère était mort, éclata de rire, dit qu'elle était contente, parce qu'elle aurait des lettres bordées de noir. Un autre malade catatonique, lorsque ses parents viennent le voir, marche à 20 mètres d'eux et ne leur adresse pas la parole ; leur visite lui est absolument indifférente.

M. Meeus signale que certains de ces malades s'attachent à une personne, les uns à un enfant, d'autres à un infirmier qui obtiennent d'eux ce que d'autres ne peuvent obtenir (1). Nous n'avons jamais observé de faits analogues. Peut-être ne faut-il y voir d'ailleurs qu'un attachement stéréotypé et automatique, une habitude comme en ont tant de ces malades, mais non un attachement véritable, avec tout le concours de sentiments et d'émotions que ce phénomène suppose.

Comme ils n'éprouvent plus d'émotions, ils n'éprouvent plus de désirs. Jamais ils ne réclament leur sortie, jamais ils ne demandent un changement au mode de vie qu'on leur impose, ils s'accommodent de tout. « *Vous trouvez-vous bien ici?* » demandons-nous à l'un d'eux — « *Comme ça* ». — « *Voulez-vous vous en aller?* » — *Comme vous voudrez* ».

*Leur activité est nulle ou incoordonnée et automatique* si le malade est agité. Parfois ils ont une certaine activité en rapport avec des désirs puérils. L'une de nos malades est avide de friandises, elle en dérobe à ses compagnes, témoigne une joie excessive lorsqu'on lui en offre quelques-unes. Une autre dit avoir 2 ans, s'embrasse les bras, joue avec elle-même comme avec une enfant.

*Tous présentent dans le caractère des manifestations de la suggestibilité et du négativisme.*

L'entourage a très souvent remarqué que le

___

(1) Merus *loco citato*.

sujet devenait « contrariant », il ne veut plus rien faire de ce qu'on lui demande, il devient désobéissant, querelleur ; à l'asile, il montrera le même caractère, se plaira à contrecarrer les actes les plus simples qu'on lui demande d'exécuter.

Le négativisme alterne avec la docilité : on peut souvent faire exécuter à ces malades les actes les plus absurdes sans qu'ils en demandent le motif ; on les fait se rouler à terre, prendre des attitudes bizarres et grotesques sans qu'ils en manifestent le moindre étonnement, sans qu'ils y fassent la moindre objection : quelques minutes après, ils refuseront d'accomplir l'acte le plus simple.

Ils sont très suggestionnables, on peut leur faire croire ce que l'on veut, même les choses les plus absurdes ; on peut de même leur suggérer des actes qu'ils accomplissent sans se rendre compte de la signification de leur action. Ils ont tendance à imiter tout ce qu'ils voient faire : nous avons signalé l'échopraxie, l'échomimie des catatoniques ; on les retrouve dans toutes les formes de l'affection.

On peut observer parfois des fugues assez analogues à celles des épileptiques. On retrouve ces fugues chez un grand nombre de malades à toutes les périodes de la maladie. Un de nos déments cherchait sans cesse à s'enfuir ; c'était une brusque propulsion dans laquelle rien n'était combiné pour assurer le succès d'une évasion. Il s'enfuit ainsi de chez lui et vagabonda plusieurs jours à l'aventure : on le retrouva à plus de 80 kil. de son domicile.

**Relations sociales**. — Ces malades perdent rapidement certaines habitudes développées par la vie en société.

Très précocement ils n'ont plus aucune notion des convenances : ils restent devant vous, le chapeau sur la tête, ou bien font des réflexions d'enfant terrible.

Leur tenue est débraillée : ils ne se lavent plus, couvrent leurs vêtements de taches ; il faut les habiller, les nettoyer comme des enfants. Les femmes n'ont plus aucun souci de coquetterie.

Ils restent vautrés à terre ou sur un canapé des journées entières, se couchent où ils se trouvent, sans nul souci d'ailleurs des intempéries.

Ils assouvissent leurs besoins n'importe où et sans aucune retenue. Ils mangent gloutonnement et salement, crachant souvent dans leurs assiettes des aliments qu'ils ont déjà mastiqués, les reprenant et les mangeant ensuite. La pudeur est rapidement détruite, même chez les femmes : une de nos malades se masturbe sans cesse en public, relève ses jupes dès qu'elle aperçoit des pensionnaire de l'autre sexe.

**Troubles du langage**. — J'exposerai ici tous les troubles apparents du langage, ne différenciant pas ce qui appartient aux éléments mêmes du langage des éléments de la pensée.

Ces troubles du langage sont nombreux et variés.

Je ne ferai que mentionner ici le mutisme, dont j'ai parlé ailleurs à propos de la stupeur catatonique.

*Le langage est stéréotypé* chez la plupart des déments précoces : j'ai suffisamment parlé de la stéréotypie à propos de la catatonie, pour n'avoir pas à y revenir ici ; elle se retrouve quoiqu'à un degré moindre dans toutes les autres formes de la maladie. Elle augmente à mesure que l'affaiblissement intellectuel fait des progrès. Les déments totaux n'ont plus, pour tout bagage verbal, que quelques phrases qu'ils répètent indéfiniment. La *verbigération*, répétition incessante de la même phrase, du même mot ou des mêmes syllabes dénuées de sens, est très fréquente chez les déments agités.

La *réaction de persévération* (Neisser) est une autre forme de la stéréotypie : en France nous disons que le malade est intoxiqué par un mot. Bien souvent au cours de la conversation un mot se fixe dans l'esprit et le malade répond par ce mot à toutes les questions qu'on lui adresse par la suite. Quelquefois ce mot vient faire brusquement irruption au milieu de ses associations d'idées et rompre la suite logique de sa pensée. On observe aussi la réaction de persévération chez les agités ; le même mot revient sans cesse dans leurs discours incohérents.

L'*écholalie*, que nous avons déjà rencontrée, n'est qu'une forme de la réaction de persévération : les dernières paroles que l'on vient de prononcer se fixent dans l'esprit du malade, qui les répète immédiatement.

Les malades excités présentent une incohérence telle, qu'on ne peut retrouver aucune suite dans l'expression de leurs idées : c'est la *salade de mots* de Forel dont nous avons eu déjà l'occasion de parler. En voici des exemples :

« *Ma mère voulait que ma petite fille travailla pour elle : elle est droite d'origine, ce sont des conserves : les conserves privées de la vue au permis de chasse vont dans des loges, Si vous êtes des sourds-muets on les affranchit. Je suis paralysée, je suis sourd-muette* ».

« *C'est bon à la voiture j'ai été au 29 septembre en voiture demoiselles de Kiévermont, c'est bon à manger des centaines de sacs à Kiévermont jeudi cinq mars à Kiévermont, le 29 septembre à Kiévermont jeudi cinq mars à Kiévermont le 29 septembre 1887 j'ai dormi au Luxembourg Namur Liège Anvers. j'ai été à la grand'messe 26 fois 40 demain vendredi 25 janvier, dimanche 24, dimanche 24 juin 1887, je viendrai manger à Kiévermont danser de grosses femmes, j'ai été à Kiévermont, à Arlon, vu à Bruges 1880 1828 à la ville de Bruges Brugge roggi (1) rogemeel (2) Gilson Nicolas hier mercredi 4 mars 1888 nonante 80 ans passés jeudi 5 mars.* » (MEEUS).

J'ai choisi cet exemple à dessein parce qu'il

---

(1) Seigle.
(2) Farine de seigle.

montre la répétition incessante des mêmes mots au milieu de l'incohérence de la pensée.

Ces malades répondent le plus souvent à côté de la question, par exemple :

« *Pourquoi vous a-t-on amené ici ?* » — « *Ville-Evrard* ».

« *Comment vons appelez-vous?* » — « *La bénédiction de Rosine Bloch* ».

Le langage est parfois affecté, maniéré comme l'attitude : ces malades parleront nègre ou bien prendront une intonation de voix différente de leur intonation habituelle ; une de nos malades, celle qui se croît un bébé, parle en un gazouillement le plus souvent inintelligible ; une autre à une intonation de voix qui rappelle celle d'un enfant volontaire et boudeur. Un dément paranoïde, au début de sa maladie, au lieu de répondre par une affirmation, répondait par deux négations se détruisant :

« *Croyez-vous que vous jouerez un rôle ?* » — « *Je ne crois pas que je n'en jouerai pas* ».

« *Est-ce comme prophète ? comme philosophe ?* » — « *Je ne crois pas que ce ne sera pas comme philosophe* ». etc.

Très souvent ils forgent des *néologismes* : on les rencontre surtout chez des malades présentant un certain degré d'excitation intellectuelle. Ces néologismes sont très différents de ceux fabriqués par les délirants systématisés. Le néologisme dans ce dernier cas est fixe et intentionnel, il est symbolique, il désigne un objet, un groupe d'objets, un individu ou une classe d'individus et le malade l'emploie toujours, lorsqu'il veut faire allusion à ces choses. Les néologismes des déments précoces au contraire, sont plutôt des barbarismes : on retrouve le plus souvent le radical du mot que le malade a voulu prononcer : le néologisme s'en éloigne peu, ce sont des mots comme en prononcent les enfants ou un étranger qui ne connaît pas bien la langue : une de nos malades par exemple nous dit un jour qu'elle ne voulait pas « *s'idiotiser, s'esclaver ainsi* ». Il est rare que l'on rencontre l'un de ces néologismes d'une manière durable, sauf si la stéréotypie s'en empare et le fixe.

L'on observe parfois une véritable *jargonaphasie* : les mots forgés par le malade n'ont plus d'équivalent dans aucune langue. J'en ai cité un cas typique dans ma thèse. Ce malade incohérent faisait une salade de mots le plus souvent méconnaissables : dans un certain nombre de cas cependant on pouvait retrouver le mot d'où il avait dérivé son néologisme. Il écrit des mots comme ceux qui suivent : « *Ordenhéréractaire... coordublilation... ullenmerensionnairement... addremordirarnisation... coardréféraction...* etc. » des phrases comme celles-ci :

« *Les arrangéerréifractaires solaires étant sous transvergsances près pesanteur. Les arregectances de tous les systèmes de leur route toutes espérancées, etc.* »

On trouve dans ses paroles et dans ses écrits

tous les caractères de la salade de Forel : « permanence de la construction grammaticale, richesse en mots insolites, prétentieux ou étrangers, néologismes, manque de sens. » La stéréotypie intervient parmi ces mots forgés : le malade en affectionne certains que l'on retrouve souvent dans ses paroles ou dans ses écrits par exemple : « *crédité, présentance.* »

**Écrits**. — Les écrits reproduisent les troubles du langage : on y retrouve la salade de mots, les néologismes, la stéréotypie... etc.

Voici par exemple la reproduction d'un écrit du malade dont nous venons de parler : on y voit la salade de mots, la jargonaphasie et la stéréotypie qui caractérisent ce malade : c'est là l'aspect habituel de la plupart de ses écrits. Il s'agit d'un dément paranoïde, qui a présenté de nombreuses idées de grandeur, maintenant fixées et stéréotypées. (Planche I.)

Les malades plongés dans la stupeur ne peuvent tracer aucun caractère ; lorsqu'ils commencent à sortir de cet état, on peut tenter de les faire écrire : ils semblent souvent incapables de tracer une seule lettre comme le témoigne la fig. 1 de la pl. II, empruntée à une catatonique. On peut parfois fixer davantage leur attention et leur faire tracer quelques caractères : mais leur effort ne dure pas et le malade recommence à tracer des lignes dénuées de tout sens. (Fig. 2 de la pl. II.)

Les malades agités ne peuvent fixer leur attention : l'incohérence de leurs écrits se traduit soit par une salade de mots, soit par un griffonnage informe. (Fig. 3 et 4 de la pl. III.)

On se trouvera bien de faire écrire ces malades : souvent l'incohérence, peu accentuée dans les propos, se manifestera dans les écrits : il sera bon de leur faire remplir un questionnaire comme celui que nous montre la fig. 4 de la pl. III, ou de les prier de faire par écrit un petit récit, de raconter par exemple un événement de leur vie.

Troubles élémentaires de l'esprit. — Il est nécessaire en présence de tout aliéné, de faire un examen approfondi des facultés psychiques : malheureusement cet examen dans l'état actuel de la science est bien difficile et les méthodes font encore défaut. Il nous faut nous contenter le plus souvent de la simple observation des réactions diverses que peut présenter le malade : si imparfaite que soit cette méthode il ne faut pas la négliger. L'étude du délire, surtout si l'on se borne à son contenu, ne peut pas nous renseigner sur le véritable état d'un aliéné.

La démence précoce est une affection caractérisée par un affaiblissement intellectuel particulier : cet affaiblissement n'est pas le même que celui de la démence paralytique ou de la démence sénile : aussi doit-on rechercher ses caractères. J'ai jusqu'ici indiqué les troubles qui attirent l'attention dès le début : je vais essayer maintenant de pénétrer plus profondément dans l'analyse des symptômes.

J'ai déjà beaucoup insisté sur les troubles du caractère : ce que j'en ai dit m'évitera d'entrer ici dans les redites inutiles. Il s'en dégage un grand symptôme qu'il faut considérer comme le symptôme cardinal de la démence précoce : c'est *l'indifférence émotionnelle : le désordre des sentiments, l'affaiblissement du ton affectif précède et domine l'affaiblissement intellectuel :* c'est là un point capital et sur lequel on ne saurait trop insister : il servira à différencier la démence précoce d'une foule d'autres affections dans lesquelles l'affaiblissement intellectuel est beaucoup plus marqué, mais où les sentiments persistent pendant un temps très long.

A l'indifférence émotionelle viennent se joindre *l'abolition des désirs, la ruine de la volonté, l'affaiblissement et la destruction progressive des facultés actives de l'intelligence. Apathie, aboulie, perte de l'activité intellectuelle, telle est la triade symptomatique qui caractérise la démence précoce.*

Ainsi l'affection frappe tout d'abord les facultés actives de l'esprit : en détruisant la vie affective, elle atteint du même coup la vie volontaire et la vie intellectuelle qui n'en sont que des dépendances. Nous allons étudier les troubles divers qu'engendrent ces lésions élémentaires dans les diverses parties de l'intelligence.

**Troubles de l'attention.** — Tous les déments précoces sont des inattentifs. On peut déceler cette inattention de manières bien différentes. Je m'occuperai d'abord de l'attention que M. Ribot appelle spontanée, celle dans laquelle nous fixons un objet, une idée spontanément, sans effort mental.

*Attention spontanée.* — Nous avons vu que ces malades ne s'intéressent à rien : aussi rien ou presque rien n'attire spontanément leur attention.

Voici par exemple un dément apathique : il entre dans la salle d'examen, s'assied, puis reste immobile, le visage tourné vers la terre, ne regardant pas où il se trouve, avec qui il est, ne se préoccupant pas de ce qui se passe autour de lui. L'interpellons-nous par son nom, lui posons-nous une question quelconque, c'est à peine s'il nous répondra, ou bien il le fera avec une extrême lenteur, ou d'une façon automatique, sans s'intéresser à ce qu'on lui demande ni à ce qu'il répond. Nous pouvons essayer d'attirer son attention en lui apprenant par exemple le décès d'un des siens, en agitant une sonnette, en faisant entrer quelqu'un inopinément : le malade remarque à peine ce qui vient de se passer : s'il l'a remarqué toutes ces choses ont fait si peu d'impression sur lui qu'elles sont oubliées peu de temps après.

Recherchons ensuite si ce malade a remarqué les événements qui se sont passés autour de lui les jours derniers et nous verrons qu'il n'en a pas ou peu connaissance : il n'a pas remarqué le départ d'un ancien pensionnaire, à côté duquel il vivait depuis longtemps, la venue d'un nouveau : il ne sait pas les noms des personnes avec lesquelles il vit : ou bien s'il les connaît ce sont des souvenirs d'une imprécision extrême. Il ne faudrait cependant pas se hâter de trop vite conclure : tel malade qui prétend ignorer votre nom, vous nommera quelques minutes plus tard : tel autre, qui paraît n'avoir pas remarqué quelques menus incidents qui se sont passés autour de lui en parlera spontanément au cours de l'entretien que vous aurez avec lui : ces phénomènes tiennent au caractère particulier que les troubles de la mémoire revêtent chez ces malades; j'y reviendrai dans quelques instants. Mais tous ces souvenirs ainsi évoqués sont très peu précis : le plus souvent ils se réduisent à un mot, le malade est incapable de donner des détails, de préciser. En outre ils ne paraissent pas faire corps avec la personnalité du malade qui parlera avec indifférence de choses qui cependant devraient l'intéresser au suprême degré : il semble que ce soit un autre qui parle : c'est un mot qu'il a entendu et qu'il répète, comme si ce mot n'évoquait plus en lui une image précise, comme si ce n'était plus pour lui qu'un assemblage de sons dénués de sens.

Chez les déments agités l'on observera à peu près les mêmes symptômes : l'aspect extérieur est cependant un peu différent. Ici, l'interrogatoire touchant les faits, qui se sont écoulés sous les yeux du malade, ne peut être d'un grand secours, car le malade répond le plus souvent à côté de la question et par des propos incohérents.

Il faut être attentif à ces propos et examiner s'ils contiennent le souvenir de faits récents. Il faut en outre examiner, si son attention est attirée par les objets qui se trouvent dans la pièce, si l'on peut frapper son esprit par des moyens analogues à ceux que nous avons signalés plus haut. En général ces malades remarquent plus de choses que les précédents : ils prononcent le nom d'objets qu'on leur montre : ils l'entremêlent à leurs propos incohérents. Mais leur attention n'a jamais été que faiblement excitée et tout ce qu'ils remarquent ne laisse dans leur conscience que des souvenirs bien faibles et bien imprécis.

Ces troubles de l'attention spontanée sont, par leur constance, caractéristiques de la démence précoce. Sans doute on pourra observer des troubles analogues chez les paralytiques généraux, qui présentent de l'apathie et de la confusion : mais ils ne persistent pas autant : ils ont une autre origine. Le paralytique général, sauf à la période terminale, n'est pas un indifférent : l'obtusion intellectuelle, la confusion des idées sont alors les seules causes de ses troubles de l'attention spontanée. Bien que l'obtusion intellectuelle, la confusion des idées soient des facteurs très importants dans la genèse des troubles de l'attention spontanée, l'indifférence émotionnelle est ici la cause principale de ces troubles : si le dément précoce ne remarque pas, c'est que tout lui est indifférent. Je ne rechercherai pas ici les conditions de cette indifférence, je me borne

6

à décrire des caractères différents de symptômes en apparence identiques.

Il est intéressant de comparer les troubles de l'attention spontanée des déments agités à ceux des agités maniaques. L'agité maniaque dans la mobilité extrême de sa pensée remarque tout ce qui se passe autour de lui : il entremêle tout ce qu'il voit au flot incohérent de ses paroles : ce seront des associations d'idées imprévues éveillées par un objet qui se présente à ses yeux, le souvenir d'événements récents qui sera rappelé par une association : tous ces souvenirs laissent des traces ; après la guérison le malade sera capable de raconter ce qui s'est passé autour de lui lorsqu'il était malade.

Je ne passerai pas en revue ici toutes les maladies au cours desquelles on rencontre des troubles de l'attention spontanée : mais sauf dans des états avancés de démence, il n'en est pas qui les présente d'une façon aussi constante, il n'en est pas surtout qui les présentent, associés à l'indifférence émotionelle, autant que la démence précoce.

*Attention volontaire.* — Bien plus encore que les troubles de l'attention spontanée, les troubles de l'attention volontaire sont fréquents chez les déments précoces : mais peut-être n'offrent-ils pas des caractères aussi spéciaux que ces derniers. Les troubles de l'attention volontaire sont en effet le symptôme le plus banal des affections mentales : il n'est pas de psychoses, sauf peut-être certains délires systématisés dans lesquelles la puissance d'attention volontaire ne soit diminuée : la diminution de l'attention semble être le premier symptôme qui traduit l'état de malaise de la cellule cérébrale.

Quoiqu'il en soit ce signe existe très primitivement et d'une façon absolument constante, à un degré plus ou moins accusé chez tous les déments précoces.

Nous avons vu que le début de l'affection se caractérise par une difficulté de fixer l'attention, qui se traduit objectivement par de la paresse : les malades deviennent incapables d'un travail suivi, d'un effort intellectuel quelconque. Ces troubles ne font que s'accentuer avec les progrès de la maladie. Je néglige en ce moment les états de stupeur, de confusion, les délires hallucinatoires ou de rêve, dans lesquels la conscience est tellement troublée, que toute application volontaire est impossible : ici les troubles de l'attention sont au maximum, ils sont beaucoup plus accentués qu'ils ne le seront plus tard, lorsque les phénomènes aigus auront disparu. Si l'agitation persiste, les troubles de l'attention sont considérables : l'esprit du malade ne peut s'appliquer à aucun travail : incapable même de lire deux lignes de suite, il s'interrompra pour enchaîner des mots d'une façon incohérente, il tournera les pages du livre au hasard ou même les déchirera. Les troubles de l'attention sont tels dans ces cas que le malade est incapable de fixer son esprit sur un objet et partant d'en citer le nom : il est emporté dans un flux de mots ou de gestes qu'il répète souvent indéfiniment et qui ne lui permet aucune application, aucun arrêt.

Mais, chez les déments apathiques, les troubles de l'attention sont beaucoup moins considérables. Beaucoup d'entre eux sont capables d'une certaine application, peuvent accomplir certaines besognes qui ne nécessitent pas d'effort intellectuel : c'est ainsi qu'on les utilise à l'intérieur des asiles où ils s'acquittent parfaitement de travaux de jardinage, de la culture des champs, du nettoyage intérieur des salles.

J'ai employé pour étudier l'attention de ces malades un certain nombre de tests (1). J'ai cherché à mesurer leurs temps de réaction avec le chronomètre électrique de d'Arsonval. Cette dernière méthode exige déjà chez le sujet une certaine capacité d'attention, nécessaire pour comprendre le fonctionnement de l'appareil. J'ai constaté chez les malades qui se sont soumis à cette recherche. sous l'influence de la fatigue, *un allongement des temps de réaction, déjà baucoup plus longs que la normale d'ailleurs avant toute fatigue.*

Le meilleur moyen d'examiner la puissance d'attention volontaire sera de leur proposer de petits travaux intellectuels simples, les prier de barrer une même lettre dans une phrase donnée, de lire un court récit et de le reproduire ensuite

---

(1) MASSELON. — *Psychologie des déments précoces.*

de mémoire, de copier un fragment quelconque et d'observer le nombre de fois qu'ils sont obligés de regarder le texte. Je ne puis entrer ici dans le détail de tous ces tests : je les ai exposés dans ma thèse : d'ailleurs chaque observateur pourra employer ceux qu'il jugera les meilleurs : on peut les varier à l'infini. On trouvera d'ailleurs dans l'excellent article de M. BINET « sur l'attention et l'adaptation » des tests que l'on pourra appliquer à l'étude de ces malades (1). J'ai obtenu de très bons résultats de l'emploi de la suite d'opérations de tête suivante de SOMMER (2).

| Multiplications | Additions |
|---|---|
| 1 × 3 | 2 + 2 |
| 2 × 4 | 3 + 4 |
| 3 × 5 | 4 + 6 |
| 4 × 6 | 5 + 8 |
| 5 × 7 | 8 + 14 |
| 6 × 8 | 11 + 20 |
| 7 × 9 | 14 + 26 |
| 8 × 10 | 17 + 32 |
| 9 × 11 | 20 + 38 |
| 12 × 13 | 23 + 44 |

---

(1) BINET. — *Attention et adaptation.* — Année psychologique 1900.

(2) SOMMER. — *Lehrbuch der psychopathologischen Untersuchungs Methoden.*

| Soustractions | | | Divisions | | |
|---|---|---|---|---|---|
| 3 | — | 1 | 6 | : | 2 |
| 8 | — | 5 | 9 | : | 13 |
| 53 | — | 5 | 15 | : | 9 |
| 18 | — | 7 | 12 | : | 6 |
| 32 | — | 9 | 18 | : | 2 |
| 36 | — | 11 | 28 | : | 7 |
| 38 | — | 13 | 81 | : | 3 |
| 48 | — | 17 | 126 | : | 6 |
| 48 | — | 19 | 192 | : | 4 |
| 50 | — | 28 | 369 | : | 9 |

Voici comment je procède : je note exactement l'état de mon malade, s'il est agité ou calme le jour de l'examen, puis je lui pose chacune des opérations; je note ses réponses et comment il a répondu, s'il a répondu, s'il a réfléchi ou non, par quel moyen il a cherché le résultat, quel temps il a mis à trouver une solution (1).

Les troubles de l'attention se manifestent de façon différente suivant que le malade est agité ou calme.

Les malades agités ne peuvent en général fixer

---

(1) Les Tests employés exigent sans doute autre chose que de l'attention : ils exigent de la mémoire, de la réflexion, de la systématisation des idées. Mais l'attention n'existe pas en dehors des autres opérations de l'esprit : elle n'est que la faculté d'application, d'adaptation de l'esprit à un objet donné : aussi nous faut-il, pour étudier l'attention, faire appel à d'autres opérations mentales.

leur esprit ; il est fort difficile d'attacher leur attention à un test quelconque : aux calculs de Sommer il répondent absolument au hasard : ils tiennent des propos sans suite qui témoignent de l'incoordination de leurs idées et de leur faiblesse d'attention.

Il n'est pas plus facile d'attirer l'attention des malades plongés dans la stupeur ou dans un état de demi stupeur.

C'est donc aux malades situés entre les deux extrêmes que l'on peut appliquer la méthode des tests. Ces malades, à un examen superficiel, pourraient ne pas présenter de troubles de l'attention bien nets : sans doute ils sautent d'une idée à une autre, leur conversation est peu suivie, ou bien on n'obtient d'eux que des réponses rares et mal adaptées à la question : ils sont troublés souvent par des tics, par des phrases ou par des mouvements stéréotypés. Mais il en est chez lesquels ces symptômes n'apparaissent pas spontanément. Un exercice même court fera apparaître leur incapacité d'effort mental : la fatigue viendra rapidement et, sous son influence, les distractions seront plus fréquentes. Les opérations de tête de Sommer dévoileront rapidement tous ces troubles : le malade fixe suffisamment son attention pour faire correctement les multiplications et les additions simples : dans les autres cas il répond au hasard : ou bien il fait un léger effort qui lui permet d'entrevoir par quelle méthode l'on pourrait trouver une solution au problème cherché, mais il ne parvient pas à aller jusqu'au bout : sous l'influence de la fatigue apparaissent des distractions multiples, des tics, des éclats de rire qui augmentent le trouble de son attention déjà si chancelante. Le résumé après lecture montre que les malades ne sont pas capables de faire l'effort mental nécessaire pour comprendre un texte simple : ils retiennent quelques mots qu'ils reproduisent d'une façon automatique : le plus souvent des distractions viennent rompre la suite logique de leurs idées, et l'on voit des malades intercaler dans le cours du récit, qu'ils ont commencé à écrire, des mots ou des phrases qu'ils ont entendu ou lus précédemment.

Les tests constituent donc souvent un mode pratique d'investigation : il faut moins s'attacher aux résultats bruts qu'ils fournissent, qu'aux réactions particulières du malade en leur présence. Ils permettent, en fournissant des conditions d'examen à peu près identiques, de constater s'il y a progrès ou rémission dans les troubles de l'attention : c'est là, au point de vue du pronostic, un élément d'appréciation extrêmement important, l'état de l'attention traduisant l'état des facultés psychiques. Les tests fournissent des documents qui restent et qui sont comparables entre eux, ce que ne donnent pas de vagues notes prises au cours d'une conversation ou d'un examen superficiel.

Toutes ces méthodes nous amènent à cette conclusion : *le dément précoce est incapable de ras-*

*sembler dans sa pensée les divers éléments qui con-*
*courent à la solution d'un problème un peu com-*
*pliqué.*

**Troubles du souvenir**. — Cette incapacité d'effort se traduit par des troubles du souvenir
d'une nature particulière.

Il est nécessaire de rechercher chez ces malades —comme chez tous les malades d'ailleurs —
d'une façon systématique ce qu'ils ont conservé
de leur vie passée.

Ce qui est emmagasiné dans notre mémoire
comprend un nombre considérable de souvenirs
différents, acquis dans des conditions très diverses : la mémoire est le magasin rempli d'images
ou d'associations d'images, d'habitudes, d'affections acquises dans le passé, dans lequel nous pui-
sons les éléments qui nous aident à comprendre,
à vivre le présent et à organiser l'avenir.

En outre notre esprit est une puissance active
toujours apte à acquérir des souvenirs nouveaux,
à puiser dans l'expérience présente des représentations qu'il emmagasine et qui viendront
grossir la masse des éléments déjà accumulés dans
le passé. L'étude de la mémoire comprendra
l'étude du pouvoir de fixation des souvenirs nouveaux et l'étude des souvenirs acquis avant le
début de l'affection.

Les troubles de ces derniers consistent surtout
en *un trouble du rappel des souvenirs avec dispari-*
*tion progressive des souvenirs complexes et conser-*
*vation des souvenirs simples :* ceux-ci sont

cependant beaucoup moins précis qu'à l'état normal.

Il faut, lorsqu'on procède à l'examen de ces malades, se méfier des troubles apparents de la mémoire : bien souvent ces déments, surtout lorsqu'il sont agités, paraissent avoir oublié un souvenir, alors que ce souvenir existe encore et apparaîtra spontanément au cours de la conversation : ils faut donc rechercher avec soin ce que leurs propos incohérents contiennent de souvenirs conservés.

Chez les malades apathiques, l'étude de la mémoire est plus facile : l'on constatera que le malade a gardé le souvenir de la plupart des évènements importants de sa vie. Comme il arrive dans tous les troubles de la mémoire, ce sont les souvenirs les plus anciens qui sont le mieux conservés : ceux qui ont été acquis immédiatement avant le début de la maladie ont souvent disparu : une de nos malades chez laquelle l'affection avait débuté au cours de ses études de sage-femme avait oublié toutes les notions acquises à cette époque ; elle a au contraire conservé beaucomp de souvenirs relatifs à son enfance.

Les événements qui, avant la maladie, avaient affecté l'émotivité à un degré quelconque ont plus de tendance à renaître spontanément. Une malade dont les souvenirs sont très difficiles à évoquer à cause de son agitation, cite immédiatement les noms de ses enfants, raconte le suicide de son frère dès qu'on l'interroge à ce sujet.

Contrairement à ce que l'on observe chez les paralytiques généraux, chez les séniles, le malade a conservé le souvenir d'un grand nombre de noms propres : il citera par exemple, s'il a été lettré, tous les ouvrages d'un auteur qu'il a connus ou lus, les noms des personnages d'un roman, mais il est incapable de dire quel est le sujet de ce roman. J'ai eu l'occasion d'observer un dément hébéphrénique qui était bien typique à cet égard. Notez qu'il s'agissait d'un cas de démence évoluant depuis longtemps et que le début de l'affection remontait bien à 12 ans, lorsque je l'examinai. Hébété, au premier abord il semblait avoir perdu la plupart de ses souvenirs. Mais, en insistant, en précisant les questions, en le forçant à fixer son attention sur un point déterminé, il finissait par les évoquer, et ils étaient encore nombreux. Nous voyons se manifester déjà ici l'incapacité d'effort spontané : il faut forcer l'attention du malade. Ce malade avaitgardé de son instruction passée beaucoup de noms propres : souvenirs de titres d'ouvrages, souvenirs de titres de tableaux etc. etc. Mais lui demandait-on de décrire tel tableau, de dire ce que contenait tel ouvrage, il en était incapable. Il n'était plus capable de faire l'effort nécessaire pour synthétiser les éléments épars, qui lui restaient de ses lectures, en une formule résumée et concise.

Beaucoup d'autres malades sont dans ce cas : ils ne sont pas tous aussi typiques que celui-là, parce qu'ils sont trop hébétés ou trop agités : mais, par un examen prolongé et approfondi, l'on découvre qu'ils ont conservé certains souvenirs simples, mais qu'ils sont incapables de faire l'effort suffisant pour ramener à la conscience des faits plus complexes, qui exigent, pour être décrits, un léger effort mental.

Cela nous amène à parler d'un autre phénomène assez caractéristique : *la stéréotypie du souvenir*. Certains souvenirs se fixent dans leur esprit en une formule déterminée, et c'est toujours sous cette forme que le souvenir sera rappelé par la suite, lorsqu'on essaiera de l'évoquer à la conscience du malade : alors qu'il ne peut fixer son attention sur les autres souvenirs, qu'il ne répond pas ou répond d'une façon incohérente, lorsqu'on l'interroge à leur sujet, c'est avec une rapidité extrême, avant même que la question ne soit achevée qu'il répond aux souvenirs stéréotypés.

L'on peut mettre en évidence la faculté de mémoire automatique et l'incapacité d'effort mental, en priant le sujet de lire attentivement un récit assez court qu'on le prie de résumer ensuite par écrit : il est parfois capable de donner le morceau entier sans erreur : plus souvent il en reproduit certains mots ou certains membres de phrases qu'il assemble parfois au hasard : son résumé montre qu'il n'a prêté aucune attention au sens du morceau et que des mots seuls se sont gravés dans son souvenir. Cet exercice n'est d'ailleurs possible qu'avec des malades capables encore d'une certaine attention. Si au lieu de faire lire le récit par le malade, on le lui lit à haute voix, les souvenirs sont encore moins nombreux, ils sont réduits le plus souvent à une simple, écholalie, le malade répétant uniquement les derniers mots qu'il a entendus.

Les *souvenirs musicaux* persistent très-longtemps. Les malades qui savaient le piano continuent à en jouer. Ils jouent sans nuances, d'une façon automatique, les morceaux qu'ils savaient autrefois : ils sont incapables d'en apprendre de nouveaux. Un de nos malades, arrivé à la phase de démence terminale, joue tous les jours automatiquement les mêmes morceaux qu'il répète indéfiniment. L'état d'inattention, de distraction continuelles, sur lequel nous nous sommes étendus, s'observe ici encore : une de nos malades joue deux ou trois lignes d'un morceau, puis saute à un autre, ne pouvant fixer son esprit sur un même objet d'une façon continue.

**Troubles des images mentales.** — Si les souvenirs ne sont pas disparus, les images qui en forment les éléments ont subi une transformation importante. Toutes ces images sont vagues, imprécises, légèrement effacées. Il s'agit sans doute encore ici d'un trouble de l'attention, car elles deviennent plus précises si l'on force le malade à fixer son attention d'une façon plus intense : nous en avons cité un exemple. D'une façon générale, les souvenirs spontanés manquent de netteté : les malades sont incapables de donner des détails, de préciser un fait quelconque.

Cette imprécision s'étend d'ailleurs à tous les éléments de la pensée : s'ils ne savent pas ce qui se passe autour d'eux, c'est que les objets extérieurs ne se traduisent en eux qu'en représentations extrêmement vagues. Il en est de même des représentations, résidus de leur vie antérieure. Il en résulte une incapacité absolue de faire des acquisitions nouvelles, et bientôt un effacement progressif des acquisitions de leur vie passée.

C'est cette imprécision des images qui détermine la forme spéciale du délire. Nous avons insisté sur les caractères de ce délire. Les malades, avec des images aussi vagues que celles qu'ils ont à leur disposition, ne peuvent former un délire bien systématisé : la confusion et l'imprécision des idées délirantes sont en rapport avec la confusion et l'imprécision des images mentales. Cette imprécision varie dans les différentes formes de la maladie : elle va croissant de la forme paranoïde à la catatonique, en passant par l'hébéphrénique : or, c'est précisément dans le même sens que croissent l'imprécision, la confusion et l'absence de systématisation des idées délirantes.

On recherchera l'imprécision des perceptions

en examinant comment une image déterminée
évoque dans l'esprit du malade les images adé-
quates. On lui présentera un objet en le priant
de le nommer. Les déments apathiques éprouvent quelquefois une difficulté extrême à accomplir cet exercice en apparence si simple : ceux
qui sont plongés dans un état de demi-stupeur ne
reconnaissent souvent que très difficilement les
objets qu'on leur présente ainsi : les autres,
plus éveillés, mettent cependant un certain temps
à reconnaître l'objet et à le nommer. Quant
aux déments agités, le plus souvent ils ne nomment pas immédiatement l'objet, mais citent une
série de noms parmi lesquels on peut découvrir
le nom de l'objet présenté. C'est chez les catatoniques que cet exercice est le plus probant.
Les déments paranoïdes nomment les différents
objets presque aussi rapidement qu'un individu
normal.

J'ai déjà montré que, dans les états de stupeur
totale, la conscience paraît vide de toute représentation et que, dans les états de demi-stupeur,
la pensée reste gênée et guindée comme la liberté des mouvements. J'ai cité un écrit d'un malade
qui illustre ce fait. Si l'on analyse les éléments de
la pensée, on s'aperçoit rapidement que ces malades ne peuvent évoquer qu'un petit nombre de
représentations; leur pensée tourne dans un cercle
très restreint. Ces représentations ont en outre
tendance à se fixer et à reparaître sans cesse
par la suite. Ces caractères sont surtout nets chez

les catatoniques agités, qui parfois répètent les mêmes mots pendant des heures entières. Lorsque les phénomènes aigus disparaissent, il semble que la pensée retrouve un peu de sa liberté : néanmoins les images évoquées spontanément restent beaucoup moins nombreuses qu'à l'état normal. Elles ont tendance à s'obscurcir et à s'effacer, à mesure que le malade pénètre dans la phase de démence. Quoique moins marqués, on retrouve ces caractères dans les formes hébéphrénique et paranoïde : on les observe dans la forme du délire qui, avec les progrès de la maladie, devient de plus en plus stéréotypé. La stéréotypie n'est autre chose en effet que la fixation de certaines formes mentales, au milieu de l'effacement progressif de toutes les autres.

On peut rechercher le nombre d'images que ces malades ont encore à leur disposition, en les priant d'écrire par exemple 50 noms d'animaux. Le plus souvent ils ne peuvent en citer qu'un très petit nombre. Si l'on obtient du malade une certaine fixité d'attention, il arrivera à accomplir ce petit travail : mais c'est précisément cet effort mental qui est impossible chez la plupart. Voici un cas bien typique à cet égard. Un de ces malades, entendant que je lui demandais d'écrire les noms de 50 animaux, s'écria : « *Je ne pourrai pas, il n'y a pas 50 animaux* ». J'insistai et le priai d'essayer ; assez attentif il y parvint : « *Je ne croyais pas, dit-il, qu'il y en eut autant* ». Ce malade exprimait ainsi la diminution de son aperception interne : il n'avait plus conscience que son esprit contint autant de représentations : les images effacées n'apparaissaient plus spontanément : il lui fallut un effort d'attention pour les reconquérir.

Les néologismes et la jargonaphasie me semblent une forme de l'imprécision et de l'effacement progressif des images mentales. Ils n'apparaissent guère que chez des malades présentant une légère excitation intellectuelle. Il doit y avoir là un phénomène un peu analogue à ce qui se passe parfois à l'état normal chez les personnes qui, au cours d'une discussion, ne trouvent pas facilement leurs mots, parcequ'ils n'ont pas une riche mémoire verbale : la pensée semble alors dépasser les mots : pour ne pas perdre de temps, bien souvent, alors, elles forment un néologisme, dont le radical correspond au terme usuel, mais dont la désinence est différente.

L'on peut retrouver souvent parmi les mots si bizarres, forgés par le malade que nous avons cité, le mot qu'il a voulu prononcer. Ces mots sont formés de syllabes d'essai : il ajoute successivement des syllabes pour retrouver le mot qui le fuit. Tout cela n'est chez lui ni conscient, ni volontaire ; dans l'imprécision de sa pensée, il ne s'en rend pas compte : mais si on l'examine quand il parle, cette explication apparaît comme très-vraisemblable. Pendant quelque temps en effet, il parle correctement, puis tout à coup il a une hésitation, il bredouille et énonce alors une série de syllabes dénuées de tout sens : il semble que devant l'image qui le fuit, il essaie certaines syllabes qui le mettraient sur la trace du mot cherché. Voici un exemple de cette hésitation : « *Je suis le fils de mon grand-père par réserve de communication du dé... ni... mi.., tra... phone des Champs-Elysées* ». (J'exprime par des points les hésitations et les arrêts). Parfois le mot formé n'est même pas exprimé en syllabes, c'est un bredouillement confus intraduisible.

La genèse des troubles du langage s'offre à nous dans ce cas d'une façon nette : les néologismes se développent grâce aux troubles de l'attention, à l'imprécision et à l'effacement des images verbales.

Résumant donc ces troubles des images verbales, nous dirons que chez les déments précoces, *les images mentales deviennent de plus en plus vagues et qu'elles s'effacent progressivement* : le malade devient de plus en plus incapable de les évoquer spontanément. A la faveur de cet effacement certaines représentations ont tendance à se fixer et à se reproduire sans cesse et ainsi se trouve constituée la stéréotypie.

C'est à ce trouble fondamental — effacement progressif des images et fixation automatique d'une représentation mentale déterminée dans l'esprit du malade — que nous avons tenté de ramener un grand nombre de symptômes observés : suggestibilité, imitation, écholalie, échomimie, stéréotypie de la parole, des attitudes et des mouvements, catalepsie etc... (1).

Je dois avant de clore ce chapitre, parler d'un trouble que l'on rencontre assez fréquemment, bien qu'il ne soit pas absolument constant, je veux parler des troubles de l'orientation. Ce trouble reconnait pour causes, des facteurs complexes parmi lesquels surtout le défaut d'attention, l'imprécision des images, l'impossibilité de les systématiser. Aussi les malades n'ont-ils pas une conscience bien nette du milieu dans lequel ils vivent : sans doute ils diront bien qu'ils sont dans un asile et donneront le nom de l'asile : mais il ne semble pas que ce mot éveille en eux toutes les représentations qu'il contient.

Il est rare qu'ils sachent l'année, le mois, à plus forte raison le jour : beaucoup ne distinguent pas les saisons. Lorsque l'on insiste, ils citent une année antérieure, souvent une année proche du début de leur maladie.

De même qu'ils ne savent pas l'année, ils ignorent leur âge : ils se rajeunissent et se donnent l'âge qui se rapproche de celui qu'ils avaient au début de leur maladie. Ils sont arrêtés là : depuis cette époque le temps s'est écoulé sans qu'ils aient remarqué ou compris toutes les modifications, tous les changements qui sont survenus autour d'eux : aussi ne peuvent-ils l'évaluer,

---

(1) MASSELON. *Psychologie des déments précoces.*

On peut aussi, pour étudier comment le malade apprécie le temps, rechercher s'il sait où il était un mois auparavant, à l'époque d'une fête antérieure. Il est assez rare qu'il réponde correctement à ces questions.

Je dois cependant ajouter que, pour avoir quelque valeur, cet examen doit être pratiqué souvent. Il arrive parfois que ces malades, dans un moment de lucidité, répondent correctement aux questions, surtoutà celles touchant le milieu. J'ai observé une malade qui, le plus souvent inattentive à tout ce qui se passait autour d'elle, faisait parfois sur les personnes qui l'entouraient des remarques d'une exactitude et même d'une finesse étonnantes (1).

Tels sont les troubles psychiques communs à tous ces malades : je les résume en leurs traits essentiels :

*Indifférence émotionnelle.*

*Diminution progressive de l'activité volontaire et intellectuelle.*

---

(1) J'ai publié ailleurs l'observation de cette malade : le fait que nous signalons ici peut paraître à première vue étrange et même contradictoire. Il ne l'est plus si l'on veut bien observer que cette malade était capable de fixer son attention par instants : c'était là un éclair d'intelligence au cours duquel elle recouvrait sa capacité de remarque : ces éclairs sont d'ailleurs devenus de plus en plus rares et ont fini par disparaître devant la stéréotypie envahissante.

*Incapacité croissante d'effort mental.*

*Disparition progressive des souvenirs complexes avec conservation automatique des souvenirs simples.*

*Imprécision et diminution du nombre des images mentales.*

*Fixation de certaines représentations qui se reproduisent par la suite automatiquement.*

Ces symptômes sont beaucoup plus accentués dans la forme catatonique que dans la forme hébéphrénique et dans celle-ci que dans la forme paranoïde.

Ils apparaissent précocement dans la période neurasthénique de la maladie, deviennent très accentués dans la période aigue, semblent rétrocéder avec ces phénomènes aigus, puis augmentent progressivement jusqu'à la démence terminale.

## d. — TROUBLES PHYSIQUES

La démence précoce s'accompagne d'un certain nombre de troubles physiques bien étudiés par KRAEPELIN. Ces troubles, d'après cet auteur, sont les suivants: exagération, parfois très accentuée, des réflexes tendineux ; augmentation de l'excitabilité mécanique des nerfs et des muscles ; dilatation pupillaire, surtout dans les périodes d'excitation : inégalité pupillaire inconstante ; troubles vaso-moteurs ; cyanose ; œdème ; dermographisme ; hyperhidrose ; sialorrhée ; modifications du rythme du cœur ; diminution de la température ; troubles de la menstruation ; augmentation du volume du corps thyroïde ; exophthalmie ; tremblement ; anémie ; troubles du sommeil ; augmentation du poids du corps ; enfin KRAEPELIN a noté chez 18 p. 100 des malades des vertiges, des accidents convulsifs (déjà signalés par KAHLBAUM), des attaques hystériformes, des troubles aphasiques passagers, de la tétanie, des états apoplectiformes avec paralysie consécutive, des crampes : ces accidents divers seraient deux fois plus fréquents dans le sexe féminin.

M. MIGNOT, (1) dans sa thèse inaugurale, constate, que chez les déments précoces, les réflexes pupillaires sont moins souvent altérés que dans la paralysie générale ; les déformations sont aussi fréquentes ; la mydriase l'est d'avantage : ces divers troubles sont d'ailleurs inconstants, très variables chez le même sujet.

Plus récemment M. SÉGLAS (2) signala que l'on encontrait le dermographsme chez ces malades plus souvent dans la catatonie que dans l'hébéphrénie, et plus souvent dans cette dernière que dans la démence paranoïde.

.M. DIDE (3) a étudié les réflexes tendineux et cutanés : il constate l'exagération des réflexes

---

(1). MIGNOT. *Troubles pupillaires dans quelques mal. ment.* Th. Paris 1900.

(2). SÉGLAS et DARGANNE. *Le dermographisme chez les aliénés.* Soc. méd psych. 1901.

(3). DIDE. Soc. de neurologie. 13 mars 1902.

tendineux, la diminution ou l'abolition des réflexes cutanés, l'hypertonues musculaire. Dans
aucun cas il ne trouva les réflexes cutanés normaux. La sensibilité cutanée lui parut généralement conservée.

Dans des recherches ultérieures, Dide et Chenais (1) arrivent aux conclusions suivantes : les
réflexes cutanés des orteils et du fascia lata ne
sont jamais normaux dans la forme catatonique;
ils sont abolis ou faibles; les réflexes crémastérien, épigastrique, abdominal resteraient normaux.

Enfin d'après ces auteurs, « la quantité des
urines est généralement diminuée, la densité est
le plus souvent augmentée, l'urée est diminuée,
les chlorures sont augmentés et la proportion
des phosphates est variable. Les modifications
en moins semblent parfois pouvoir être mises sur
le compte de l'alimentation : quant aux modifications en plus (densité, chlorures) elles paraissent avoir une valeur séméiologique plus considérable. »

Les globules blancs du sang sont en proportion normale ou augmentés de nombre : cette
augmentation porte, tantôt sur les polynucléai-
res, tantôt sur les mononucléaires : le plus souvent les éosinophiles sont plus nombreux que de
coutume.

______________

(1) Chenais. *Les tr. physiques dans la démence précoce à forme catatonique*, Th. Paris 1902.

Nous avons repris un certain nombre de ces recherches, M. SÉRIEUX et moi (1) à la maison de santé de Ville-Evrard. Voici les conclusions de notre travail :

Les *reflexes tendineux* sont le plus souvent exagérés (dans les 2/3 des cas environ.)

Les *troubles pupillaires* (mydriase, inégalité, déformations, troubles des réflexes lumineux et accommodateurs) sont fréquents, mais très variables chez le même sujet. Parmi ces troubles, la *mydriase* seule nous paraît avoir quelque valeur ; elle existe dans plus de la moitié des cas et est souvent très-prononcée.

Les *troubles des réflexes* pupillaires sont très-fréquents, mais peu accentués : ils sont très variables chez le même sujet. Un certain nombre d'auteurs n'ont jamais retrouvé ces troubles : nous pensons que l'on doit attribuer ces divergences d'opinion à leur inconstance et aussi à leur légèreté.

Quant à *l'inégalité*, on l'observe dans toutes les psychoses et chez des sujets normaux avec une telle fréquence, qu'on ne peut lui accorder aucune importance séméiologique.

Les *réflexes cutanés* sont faibles ou abolis dans le 1/3 ou la 1/2 des cas : parmi eux le réflexe cutané plantaire et le crémastérien sont beaucoup plus fréquemment abolis que l'abdominal.

---

(1). SÉRIEUX ET MASSELON. *Les tr. physiques dans la démence précoce.* Soc. méd. psych. 30 juin 1902.

Les *troubles de la sensibilité* sont assez fréquents : peut-être ont-ils une origine psychique plutôt que physique : on les observe en effet beaucoup plus souvent chez les malades plongés dans la stupeur. M. Séglas nous faisait observer que bien souvent, après avoir examiné la sensibilité d'un malade qui ne manifestait aucune réaction à la douleur, ce dernier se plaignait plus tard qu'on l'ait ennuyé en le piquant. Aussi est-il plus conforme aux faits de dire que bien souvent les malades ne manifestent aucune réaction à la douleur.

Le *tremblement de la langue* n'est pas rare.

Chez certains sujets nous avons observé des symptômes paraissant d'origine thyroïdienne : *l'état myxœdémateux* de la peau est assez fréquent : une de nos malades, atteinte de démence paranoïde, présente une maladie de Basedow : une autre, issue d'une mère goîtreuse avec arrêt de développement psychique et physique, a un corps thyroïde de volume anormal, de l'obésité précoce et une infiltration myxœdémateuse de la peau des mains et de la face.

*L'obésité* se présente parfois : elle coïncide avec le passage à la période démentielle.

Les *troubles secrétoires* sont peu fréquents.

Nous n'avons jamais rencontré de *dermographisme* véritable, celui où une saillie peut-être perçue avec le doigt.

Les *ictus cérébraux*, les *accidents convulsifs* nous paraissent très rares.

Les *troubles de la menstruation* sont très fréquents pendant la période aigue de la maladie : les règles sont supprimées le plus souvent pendant tout ce temps : leur réapparition marque généralement la fin des accidents aigus : et l'on n'observe guère de suppression ou même d'irrégularité des règles dans la phase d'affaiblissement psychique ou de démence terminale.

On peut aussi observer des *spasmes musculaires :* nous avons observé une malade catatonique qui présentait des spasmes du masséter : ces spasmes ont persisté et persistent encore dans la phase de démence terminale.

C'est dans la catatonie que l'on rencontre le maximum de troubles physiques : ces troubles persistent plus longtemps dans cette forme que dans les autres : la dilatation pupillaire, l'exagération des réflexes tendineux, l'affaiblissement des réflexes pupillaires, l'émoussement de la sensibilité à la douleur sont ici presque constants. Vient ensuite la forme hébéphrénique dans laquelle les symptômes offrent une assez grande analogie avec ceux de la catatonie : les troubles de la sensibilité à la douleur y sont cependant beaucoup moins fréquents. La forme paranoïde présente au contraire des symptômes beaucoup moins constants et moins accentués.

Les troubles sont d'autant plus accentués que la psychose revêt une forme plus aiguë. Ils appartiennent surtout à la période d'état et diminuent en nombre et en intensité dans la période terminale.

Aucun de ces signes n'est pathognomonique : beaucoup d'entre eux sont inconstants, variables chez le même sujet.

Les troubles des réflexes ne sont jamais aussi accentués dans la démence précoce que dans la paralysie générale. On les observe dans d'autres psychoses : MIGNOT signale des troubles pupillaires dans la démence sénile, dans la démence alcoolique, dans la mélancolie sénile. J'ai observé un intermittent qui dans une phase de dépression mélancolique présentait de l'affaiblissement des réflexes pupillaires et de l'exagération des réflexes tendineux.

Néanmoins nulle autre psychose ne paraît présenter un ensemble de symptômes physiques aussi complet que la démence précoce. Il faut donc faire un examen somatique attentif de ces malades : sans doute l'existence de troubles physiques chez un aliéné ne suffira pas à faire porter le diagnostic de démence précoce; mais c'est un élément important qui, joint aux caractères des troubles psychiques, fournira des probabilités au diagnostic dans les cas difficiles.

### e. — PÉRIODE TERMINALE

Cette période peut apparaître d'une façon plus ou moins précoce dans l'évolution de la maladie. Elle est annoncée par la disparition des accidents délirants et par un état de déchéance psychique

progressive. Plus primitive dans les formes catatonique et hébéphrénique, elle peut ne se montrer
qu'assez tardivement dans les formes paranoïdes,
compatibles avec une certaine conservation de
l'intelligence, et dans lesquelles les symptômes
délirants persistent beaucoup plus longtemps.

Tout ce que j'ai dit plus haut sur les caractères
particuliers de l'affaiblissement psychique me
permettra d'être bref dans la description de la
démence terminale.

Cette période peut d'ailleurs n'être caractérisée que par un état d'affaiblissement psychique
assez peu accentué, pour que l'individu semble
normal à un examen un peu superficiel. Et en
fait, ces déments sont capables d'une occupation
réglée : ils rendent de nombreux services dans
les asiles où on les occupe à de menues besognes.
Néanmoins, si on les examine plus attentivement,
on s'aperçoit que leur activité est toute automatique et qu'ils ne sont guère capables de s'adapter
à des besoins nouveaux : leur activité mentale
est à peu près nulle : les sentiments affectifs ont
disparu ; on ne les voit guère témoigner d'émotions bien profondes : ils n'ont plus aucun désir,
s'accommodent fort bien de leur sort, ne s'inquié-
tent jamais de l'avenir, acceptent tout ce qu'on
leur propose. De temps en temps, sur ce fonds
d'imitation et de docilité, se développent des
actes caractéristiques du négativisme : ou bien
c'est un brusque mouvement automatique, un

geste ou une parole stéréotypés qui viendront rompre la suite de leurs actes ordonnés.

Dans les cas plus graves, l'état de démence est plus profond et se manifeste sous forme de *démence apathique* ou de *démence agitée*.

Dans la *démence agitée*, le malade exécute une série de mouvements automatiques dénués de tout but. Parmi ces mouvements, les uns stéréotypés sont répétés incessamment par le malade. Esquirol les avait déjà observés et décrits : « Presque tous les hommes tombés dans la démence, dit-il, ont un tic ou manie : les uns marchent sans cesse comme s'ils cherchaient quelque chose qu'ils ne retrouvent pas, les autres ont des mouvements lents, marchent avec peine : quelques uns même passent des jours, des mois, des années, accroupis dans un lit ou étendus par terre; celui-ci écrit perpétuellement, mais ce qu'il écrit est sans liaison, sans suite, ce sont des mots après des mots, quelquefois relatifs à leurs anciennes habitudes, à leurs anciennes affections. L'un, d'un babil insoutenable, parle à voix haute, répétant les mêmes choses; l'autre dans une sorte de surexcitation continuelle, profère à voix très basse quelques sons mal articulés, commençant une phrase sans pouvoir la terminer; celui-ci ne parle point; celui-là frappe dans ses mains et la nuit et le jour, tandis que son voisin balance son corps dans la même direction et avec une monotonie fatigante même pour l'observateur; l'un murmure, se réjouit, pleure et rit tout à la fois; l'autre chante, siffle, danse et cela pendant toute la journée... etc. »

On reconnaît dans cette description les paroles et mouvements stéréotypés, les tics, la verbigération : toute la vie de ces malades se borne à ces seules manifestations d'activité tout automatique. Cette agitation, toujours semblable à elle même peut être interrompue par des actes d'une violence extrême, par des fugues ou de brusques impulsions : ou bien ce sont des manifestations du négativisme : j'ai observé une de ces malades agitées qui, pendant quelques jours, refusa toute nourriture, serrait fortement les dents lorsqu'on approchait des aliments de sa bouche.

La ruine intellectuelle semble complète. On est néanmoins étonné parfois de voir que certains ont conservé un grand nombre de souvenirs qu'ils entremêlent à leurs propos incohérents, et que parfois ils sont capables de remarques justes et fines. Ce sont des éclairs qui disparaissent immédiatement.

Le *dément apathique* reste immobile des heures et des journées entières, ne s'intéressant à rien, ne prêtant aucune attention à tout ce qui se passe autour de lui. Comme le précédent, on le voit de temps en temps exécuter un geste, toujours le même, ou prononcer une phrase stéréotypée : mais ces actes sont accomplis lentement et non répétés incessamment, comme dans la démence agitée.

On retrouve ici tous les caractères de l'affaiblissement intellectuel décrits plus haut ; ruine absolue de l'activité mentale, perte de toute curiosité, incapacité d'effort mental, d'attention volontaire, indifférence totale et attention spontanée nulle à tout ce qui se passe autour d'eux, conservation de la plupart des souvenirs simples acquis avant le début de la maladie, indifférence émotionnelle, perte de toute affectivité, absence de désirs. La vie est donc réduite à l'assouvissement des besoins les plus élémentaires de l'organisme : les malades mangent gloutonnement de la façon la plus répugnante, mélangent leurs aliments, crachent dans leur assiette, parfois ruminent, se masturbent en public sans la moindre pudeur.

Certains témoignent d'une activité puérile : nous avons cité le cas de cette malade qui joue avec elle-même comme avec un enfant ; d'autres jouent à la poupée, se plaisent à faire des farces à leurs camarades.

La plupart ont des tics, ou bien adoptent une attitude déterminée. Il n'est pas rare d'observer pendant longtemps la persistance d'attitudes cataleptiques chez d'anciens catatoniques.

La plupart de ces déments (apathiques ou agités) sont gâteux : on peut observer parfois la rétention des matières et des urines, manifestation du négativisme.

*Formes frustes.* — On a signalé à côté de ces formes où l'affaiblissement intellectuel est toujours assez accentué des cas où il est si faible qu'il peut passer inaperçu.

Nous avons observé un malade qui nous paraît rentrer dans ce cadre clinique : j'en donnerai ici l'observation très résumée.

Il s'agit d'un homme âgé de 39 ans qui, jusqu'à l'âge de 24 ans, avait joui d'une intelligence très brillante. A cet âge, il est envoyé aux colonies où il reste deux ans, puis en Algérie, où il se surmène beaucoup, travaille de 6 heures du matin à 11 heures du soir, contracte les fièvres paludéennes. Immédiatement à son retour en France il est pris d'un accès de confusion hallucinatoire avec frayeurs, idées de persécution, hallucinations excessivement vagues et imprécises, pour lequel il est traité pendant 7 ou 8 mois à Villejuif, puis à Ville-Evrard.

Après sa guérison, remis en liberté, il ne peut plus exercer de profession suivie : il fait simplement quelques assurances, mais plutôt pour occuper son temps. Il ne s'intéresse plus d'ailleurs à peu près à rien, il n'a plus d'activité intellectuelle : il vit solitaire, s'éloigne de sa famille à laquelle il ne témoigne plus la même affection que jadis.

En 1898, il présente un léger accès mélancolique à forme hypochondriaque et va se faire soigner à Dubois où il reste quelques jours. Sorti de Dubois, il reprend sa vie accoutumée jusqu'au mois de mars 1902, où il se sent plus triste, ne sort presque plus, s'enferme chez lui : cet état va croissant. Au mois d'octobre, la confusion mentale est considérable, le malade ne se lève plus.

Un jour que son concierge s'approche de son lit, il s'imagine que celui-ci vient pour l'étrangler : il saisit alors son revolver sur sa table de nuit, tire plusieurs coups, puis se sauve en chemise dans la rue. On l'arrête : nous le voyons quelques jours après.

Le malade présente alors une sorte d'arrêt psychique, ne paraît souvent pas comprendre les questions qu'on lui pose, n'y répond pas parce qu'il ne retrouve pas ses idées. Il interprète d'ailleurs son état, disant qu'il est hypnotisé, que sa pensée est arrêtée, qu'un courant électrique l'empêche de rassembler ses idées et de trouver ses mots.

Ces accidents ne durent pas longtemps; les phénomènes aigus rétrocèdent peu à peu et, au bout d'un mois, le malade se trouve dans l'état dans lequel il était avant son entrée.

Nous l'examinons depuis cette époque : cet état n'a pas changé.

Ce malade s'analyse très bien et les renseignements qu'il fournit sont extrêmement intéressants au point de vue qui nous occupe.

Ses réponses sont extrêmement lentes ; il lui faut faire un effort mental considérable pour rassembler ses idées. Souvent il oublie la question qu'on vient de lui poser. Il faut l'interroger sur des points très précis, sinon il est incapable de répondre. Spontanément, dit-il, il ne pense à rien, il a le cerveau vide. Les événements de sa vie passée ne se présentent pas d'eux-mêmes à sa mémoire; mais si on attire son attention sur eux, il les récupère facilement avec un léger effort. Rien ne l'intéresse d'ailleurs : il ne pense pas à son avenir, il ne demande jamais sa sortie. Pour passer le temps, il lit, mais souvent il ne peut suivre l'intrigue d'un roman, il l'oublie à mesure qu'il avance dans sa lecture. Il ne demande pas à voir sa famille ; mais il la reçoit bien. remarque cependant qu'il ne ressent plus pour elle autant d'affection que jadis.

Le caractère sommaire de cette étude ne nous permet pas de pousser plus loin ici l'analyse psychologique de ce sujet. Ces quelques mots suffisent pour montrer que l'affaiblissement psychique consiste surtout dans la diminution de l'activité intellectuelle et volontaire.

Le malade a conservé tous les éléments de son intelligence : il est capable de les appliquer lorsqu'on force son attention ; mais spontanément. son cerveau est incapable de le faire : il reste vide, pour employer l'expression même du malade ; les idées ne s'évoquent plus. ne s'associent plus entre elles, même d'une façon peu suivie, comme il arrive dans les rêveries. Il est dans un état d'obnubilation continuel : toute question vient le surprendre et il met un certain temps à y répondre. Ajoutons que l'effort mental, qui lui donne une certaine activité. est momentané : le malade ne peut se livrer à une occupation suivie, l'attention s'épuise rapidement.

Ce malade présente donc sous une forme atténuée ce genre d'affaiblissement intellectuel qui caractérise au premier chef la démence précoce ; c'est pourquoi nous n'hésitons pas à le ranger dans ce cadre clinique. *Les formes frustes consisteraient donc surtout en un affaiblissement spécial caractérisé par la diminution de l'activité intellectuelle et volontaire spontanée, avec possibilité pour le malade de recouvrer momentanément l'intégrité de ses facultés intellectuelles sous l'influence d'un léger effort mental.*

*Rémissions.* — Les rémissions sont assez fréquentes dans l'évolution de la démence précoce. On les voit survenir surtout dans les formes catatonique et hébéphrénique.

Pendant ces rémissions, les phénomènes aigus disparaissent ; mais le plus souvent la rétrocession des phénomènes aigus laisse apparaître l'état d'affaiblissement psychique qu'ils avaient masqué jusque là.

Elles surviennent en général quelques mois après la période d'état, mais parfois beaucoup plus tard, 3 ans, 5 ans après et même davantage.

Elles peuvent être de durée variable ; en général, la rechute survient dans les 5 années qui suivent le début de la rémission : parfois seulement 7 ans, 10 ans après et même plus tardivement (Kraepelin).

Il est des cas où la longue durée de la rémission équivaut à la guérison. C'est dans cette variété qu'il convient de classer les formes frustes que nous citions il y a quelques instants.

# CHAPITRE III

## I. — PRONOSTIC

La notion de démence précoce est surtout importante au point du vue du pronostic. Elle permet de diagnostiquer primitivement le sort qui est réservé à ces malades.

La démence précoce est compatible avec une longue existence : la maladie n'attaque que la vie mentale ; elle laisse subsister la vie organique : le pronostic *quoad vitam* est donc bénin.

Mais, au point de vue intellectuel, il n'en est plus de même. D'après KRAEPELIN, on observerait la guérison dans 8 pour 100 des formes hébéphréniques et dans 13 pour 100 des formes catatoniques. Il faut être très réservé sur l'avenir de ces prétendues guérisons ; bien souvent il ne s'agit que de rémissions d'une durée plus ou moins longue. D'après ASCHAFFENBURG il reste toujours des traces de la maladie : indifférence affective, manque d'intérêt pour tout ce qui entoure le malade, défaut d'initiative, singularités, parfois certaines façons de parler ou de se tenir, mutisme non motivé (1). Cette question exige d'ailleurs de nouvelles recherches pour être résolue.

Quoi qu'il en soit, il est un certain nombre de cas qui ne se terminent pas par la démence profonde, mais seulement par un simple état de faiblesse psychique, compatible avec la vie au dehors ; on observerait ces cas dans 17 p. 100 des formes hébéphréniques et dans 27 p. 100 des formes catatoniques ; quant à la forme paranoïde elle se terminerait toujours par la démence (KRAE-PELIN).

On voit donc que la forme catatonique comporte un pronostic moins grave que la forme hébéphrénique et celle-ci que la forme paranoïde.

Est-il des signes qui permettent de prévoir le degré de l'affaiblissement psychique final Il n'en est guère au début. La longue durée des phénomènes aigus, la brièveté des rémissions comportent un pronostic grave. Il faut tenir grand compte de tous les signes d'affaiblissement au sortir de la période aiguë : négativisme, stéréotypies, tics, phénomènes d'automatisme, inactivité intellectuelle croissante, tous ces phénomènes sont autant de signes qui permettent de conclure au passage à une démence profonde. Enfin, notons qu'ici comme dans beaucoup d'au-

---

(1). ASCHAFFENBURG. *die Katatonie fraege.* (Allg. Zeitsch. f. Psych. 54).

tres affections mentales, le bon état de la santé physique ainsi que l'apparition de l'embonpoint sans amélioration parallèle des signes psychiques est toujours grave au point de vue du pronostic.

# II. — DIAGNOSTIC

J'exposerai les éléments du diagnostic de la démence précoce aux 3 périodes de la maladie et dans ses différentes variétés. La démence précoce est en effet très-protéiforme, les accidents aigus qui masquent l'affaiblissement intellectuel peuvent revêtir des aspects très différents et il n'est pas d'affection mentale qu'on ne puisse confondre avec elle.

## a. — PÉRIODE DE DÉBUT

Il est très urgent de poser le diagnostic de l'affection dès cette période à cause de la gravité du pronostic. Il est des symptômes qui permettent de la déceler alors. Bien qu'il n'y ait pas de signe pathognomonique, on pourra cependant porter un diagnostic précis après un examen approfondi et surtout après avoir suivi le malade pendant plusieurs jours. Très souvent, d'ailleurs, les renseignements fournis par l'entourage seront plus précieux que les signes constatés par l'examen direct. Ce n'est qu'après plusieurs interrogatoires, alors que l'examen sera devenu pour le malade un fait accoutumé, c'est surtout en attirant l'attention de l'entourage sur les accidents qu'il peut présenter, en le forçant à l'observation, que l'on peut avoir une idée exacte de l'état mental du sujet.

J'ai donné ailleurs es signes de la démence précoce au début : je rappellerai ici qu'il faut attacher une grande importance à la variabilité de l'humeur, et, par dessus tout, au développement progressif de l'indifférence émotionnelle avec diminution des désirs et de l'activité intellectuelle. On recherchera avec soin l'état des sentiments affectifs, les symptômes de négativisme, les actes d'automatisme, violences brusques, fugues, impulsions, éclats de rire, pleurs non motivés. Ce peut être par des actes en apparence peu importants que l'attention sera attirée vers la démence précoce : le malade a, par exemple, perdu ses habitudes de propreté, il mange salement, il manque souvent aux convenances..., etc. Enfin il faudra tenir compte des signes physiques, les rechercher systématiquement. Rappelons que parmi eux il faut attacher de l'importance surtout à l'exagération des reflexes tendineux, à la dilatation pupillaire, aux troubles de la menstruation.

Les affections avec lesquelles on peut confondre la démence précoce au début sont nombreuses.

Elle doit être distinguée de la *paralysie générale* au début : il faudra dans ce cas rechercher avec soin l'embarras de la parole : les troubles physiques, beaucoup plus accentués dans la paralysie générale, beaucoup plus fixes, le signe d'Argyll Robertson, quand il existe, acquièrent une grande valeur. La ruine des facultés psychiques est plus précoce, les troubles de la mémoire plus accentués ; enfin, on observe, au début de la paralysie générale, des états émotionnels variés ; le paralytique est rarement un indifférent. Il est néanmoins des cas où le diagnostic peut être difficile ; il pourra être tranché par le cyto-diagnostic, comme nous le verrons dans un instant.

Certains *états organiques*, des *tumeurs cérébrales* entre autres peuvent en imposer pour une démence précoce. C'est encore par une recherche attentive des troubles physiques que l'on arrivera à trancher le diagnostic.

Dans la pratique, il est surtout deux affections avec lesquelles le diagnostic devra être discuté : *l'hystérie* et la *neurasthénie*.

L'*hystérique* présente de nombreux symptômes communs avec le dément précoce : état d'indolence, d'apathie, d'indifférence émotionnelle, perte des désirs, aboulie, suggestibilité, négativisme, actes d'automatisme. Mais certains de ces phénomènes semblent plus accentués chez l'hystérique ; c'est ainsi que les manifestations de la suggestibilité y sont beaucoup plus nombreuses et plus étendues ; par contre l'indifférence émotionnelle, la perte des sentiments affectifs sont des symptômes plus constants chez le dément précoce. En outre, tout un groupe de phénomènes appartient à l'hystérique, qui n'existe pas chez le dément précoce : ce sont les stigmates physiques et mentaux, les attaques convulsives, très rares dans la démence precoce surtout à cette période, les phénomènes de somnambulisme, etc., etc. Le diagnostic hésitant sera rapidement tranché par la constatation de quelques-uns de ces signes.

Beaucoup plus difficile est le diagnostic avec la *neurasthénie* : et, en fait, c'est comme neurasthéniques que sont traités la plupart des déments précoces au début. Rien de plus semblable en effet à un neurasthénique qu'un dément précoce à cette période. Indolence, apathie, état de langueur, de paresse, perte de l'activité intellectuelle, incapacité d'effort mental, sentiment d'impuissance, etc., etc., un grand nombre de symptômes se rencontrent dans les deux affections. Le plus souvent néanmoins le diagnostic peut être étayé sur les considérations suivantes. Le neurasthénique est généralement un émotif, ses états émotionnels sont nombreux : états de crainte, de dépression, voire même d'angoisse, souvent états d'attente, d'impatience, tous ces symptômes se rencontrent plus rarement dans la démence précoce. En outre l'indifférence, la paresse du neurasthénique sont beaucoup moins grandes que celles du dément précoce : le neurasthénique est préoccupé de ses affaires, il s'intéresse aux siens, il ne présente pas ce désordre des sentiments affectifs si précoce et si typique chez le dément. Son incapacité d'effort mental est primitive : si le dément abandonne ses travaux, c'est surtout parce qu'il ne s'y intéresse plus : au contraire le neurasthénique les abandonne parce que tout le fatigue et l'épuise; mais il souffre de cet abandon. C'est dans ces cas qu'apparaît l'utilité de faire accomplir à ces malades de petits travaux intellectuels simples : il ne faut pas tenir compte alors tant des résultats obtenus que de l'attitude particulière d'esprit de chaque malade. En présence des calculs de tête de Sommer par exemple, le dément précoce répond rapidement, sans recherches, sans tenter un effort; s'il trouve le résultat, c'est immédiatement et grâce à sa mémoire automatique : peu lui importe que le résultat soit exact ou non, il ne mettra aucun amour-propre à accomplir correctement le problème. Le neurasthénique sera peut être beaucoup plus lent à accomplir le test, il aura le sentiment de son impuissance, il sentira qu'il ne peut rassembler ses idées, que le résultat lui échappe, il souffrira de cet état, s'efforcera de fixer son attention, de rassembler tous les éléments du problème : il aura conscience de ses fautes, voudra les corriger : ajoutons que bien souvent la présence du médecin, la nouveauté de l'examen viendront encore l'émouvoir et de ce fait augmenter le trouble de sa pensée. On pourra, par beaucoup d'autres procédés, déceler les différences fondamentales entre ces deux états; je ne fais que signaler ici les principaux éléments du diagnostic : c'est en voyant des malades, en les comparant, que ces nuances assez délicates, apparaîtront à l'observateur. D'ailleurs, les différences s'accentueront avec le temps. Ajoutons que les fugues, les impulsions peuvent se rencontrer chez le neurasthénique, mais ont un caractère plus émotif, moins automatique que chez le dément précoce. Enfin, le neurasthénique reste conscient de son état ; il est beaucoup plus capable de raconter ce qu'il éprouve que le dément précoce.

Le diagnostic de la *forme simple* viendra se confondre avec celui du début de l'affection : ce sont en effet les mêmes symptômes, mais plus accentués et plus nets.

On se trouve alors en présence d'un malade affaibli depuis quelques années. L'on peut confondre cet état acquis avec un état de *débilité mentale* congénital. Les anamnestiques seront alors d'un grand secours. Malheureusement il est souvent bien difficile d'obtenir de l'entourage des renseignements précis ; la plupart des parents sont enclins à exagérer la valeur intellectuelle de leur malade avant le début de la maladie. En l'absence de tous renseignements, le diagnostic peut être très difficile, d'autant que les sentiments affectifs, dont la perte est si caractéristique de la démence précoce sont souvent nuls chez les débiles. Néanmoins le débile présente encore une certaine activité intellectuelle dirigée vers des buts inférieurs, souvent besoin de destruction. de martyriser les animaux, assouvissement de certaines perversions, qui contraste avec la passivité du dément. Il faudra, en outre, rechercher l'état des souvenirs : on pourra en retrouver qui témoignent d'une certaine culture à laquelle un débile n'eut jamais pu s'élever. Le diagnostic, peu commode dans certains cas, peut être rendu plus difficile encore si la démence précoce s'est développée sur un fonds de débilité mentale primitif.

La démence précoce, à son début ou dans sa forme simple, peut encore être confondue avec la *folie morale* : un examen un peu attentif des facultés intellectuelles tranchera facilement le diagnostic : l'absence de sentiments affectifs, la perversion des sentiments pourraient seuls faire tomber dans l'erreur.

Beaucoup plus délicat peut être le diagnostic entre la démence précoce et certains *affaiblissements intellectuels acquis,* comme les *affaiblissements psychiques post-infectieux.* Ici ce seront les anamnestiques qui aideront à l'établir.

Signalons encore le *myxœdème* dont l'affaiblissement intellectuel ressemble à celui de la démence précoce.

# b. — PÉRIODE D'ÉTAT

## 1° Forme catatonique

Nous avons défini déjà ce qu'il fallait entendre par forme catatonique de la démence précoce. Nous avons vu que KAHLBAUM avait tenté de faire de la catatonie une entité morbide spéciale et à quelles discussions avait donné lieu cette conception. La plupart des aliénistes tendaient à faire de la catatonie un syndrôme banal, que l'on peut observer au cours des affections les plus variées, lorsque KRAEPELIN vint donner au débat un aspect tout nouveau, en considérant la catatonie comme une forme spéciale de la démence précoce. L'erreur de la plupart des aliénistes qui se refusaient à admettre l'existence de la catatonie comme une forme morbide particulière, venait de ce qu'ils confondaient la catatonie avec les états catatoniques ou cataleptiformes des aliénés. M. SÉGLAS a fortement insisté sur ces faits dans son excellent article intitulé : « Démence précoce et catatonie ».

« L'état cataleptique, dit-il, ne constitue qu'un élément du syndrôme catatonique ; encore est-il beaucoup moins important et moins constant que les raideurs musculaires.

« Les phénomènes principaux que l'on désigne d'ordinaire, depuis KAHLBAUM, sous le nom de catatonie sont les suivants : stéréotypie des attitudes, des paroles et des actes, étranges et absurdes ; tendance à l'immobilité cataleptoïde, et, fait culminant, tension des muscles, rigidité presque tétanique, plus ou moins permanente et prononcée ; déjà manifestée au repos, elle s'exagère dans la résistance opposée par le malade aux mouvements passifs, résistance dont il faut rapprocher le refus d'aliments, le mutisme absolu. KAHLBAUM a donné le nom de négativisme à cet ensemble de phénomènes d'opposition

Du syndrôme catatonique font encore partie des phénomènes qui semblent à première vue la contre-partie du négativisme : la catalepsie, l'écholalie, l'échopraxie. Ce second groupe de symptômes n'a pas l'importance du négativisme ; mais leur affinité est bien mise en lumière par leur coexistence ou leur succession chez le même individu. Un autre symptôme important, car il constitue même pour certains auteurs (SOMMER) la tendance fondamentale d'où procèdent tous les autres phénomènes catatoniques, de la catalepsie au négativisme : c'est la stéréotypie.

« Que le syndrôme catatonique puisse exister dans des affections mentales diverses : mélancolie, folie circulaire, amentia, délires exotoxiques ou autotoxiques, délires paranoïaques, hallucinatoires, démence sénile, paralysie générale, hystérie, c'est un fait clinique désormais acquis. Nous y avons déjà insisté dans notre premier travail avec M. CHASLIN ; nous n'y reviendrons pas aujourd'hui.

« Mais, en pareille circonstance, il est le plus souvent réduit à quelques uns de ses éléments et se montre en général à titre d'épiphénomène transitoire.

« Il est au contraire une forme morbide dans laquelle il se manifeste d'ordinaire d'une façon plus complète, dans tout son développement et avec un caractère de durée persistante, c'est la démence précoce.

« Ce sont ces cas que KAHLBAUM semble surtout avoir eu en vue lorsqu'il a voulu décrire la catatonie comme entité morbide.

« Il est à remarquer toutefois que, même en pareil cas, le syndrôme catatonique ne constitue pas toute la maladie. Il n'occupe qu'une place plus ou moins prépondérante dans le tableau symptomatique et pendant certaines phases du processus morbide, et c'est ainsi qu'il contribue à créer simplement une variété catatonique de la démence précoce ».

L'état catatonique est donc caractérisé par 3 grands symptômes : le négativisme, la stéréotypie et la suggestibilité. M. SÉGLAS vient de mentionner un certain nombre d'affections au cours desquelles on peut observer des états catatoniques : dans ces cas on n'observe que quelques éléments de ce syndrôme qui apparaissent à l'état isolé ou d'une façon transitoire.

Il est néanmoins des cas où les phénomènes plus tenaces peuvent prêter à l'erreur. Le *négativisme* est parfois extrêmement accentué chez certains *paralytiques généraux* : nous en avons observé un qui résistait à tous les mouvements que l'on voulait lui imprimer, serrait énergiquement les dents lorsqu'on lui présentait des aliments, s'opposait à tout ce qu'on voulait lui faire accomplir, retenait ses matières et ses urines.

La *stéréotypie* est fréquente également chez les *paralytiques généraux* et chez tous les *affaiblis* : on peut l'observer à la suite *d'ictus* ou dans les *ramollissements cérébraux*. Dans tous ces cas le diagnostic sera tranché par un examen un peu attentif, une recherche des autres symptômes. Il ne faut pas prendre chacun de ces signes d'une façon absolue, mais rechercher sur quel fonds mental ils se développent. Sans valeur lorsqu'ils sont isolés, c'est de leur ensemble seul qu'il faut tenir compte. En général ils ne signifient qu'une chose : affaiblissement intellectuel. Il faudra toujours rechercher quels sont les caractères de cet affaiblissement intellectuel et s'adresser à tous les modes d'information dont nous avons parlé.

*L'agitation catatonique* peut être confondue à un examen superficiel avec l'*agitation maniaque*, mais il est un certain nombre de symptômes qui doivent attirer l'attention et qui permettront le diagnostic. Rappelons immédiatement que l'agitation maniaque se développe chez un sujet non affaibli, chez lequel toute suite logique, toute systématisation dans les idées est rompue, mais dont la richesse intellectuelle est très grande, qui présente même un luxe extrême de représentations, des associations d'idées variées, tandis que l'agitation catatonique est l'expression d'un cerveau affaibli, pauvre en images et en associations d'idées, et chez lequel l'incohérence est souvent encore beaucoup plus grande que dans le cas précédent. L'aspect extérieur de ces deux malades est déjà différent. « Les mouvements des déments précoces agités, dit MEEUS, sont absolument incoordonnés, imprévus; d'une succession bouleversante, sans but, sans explication : les malades les exécutent mécaniquement, sans y attacher une intention quelconque. Leur figure n'est point congestionnée, mais conserve sa pâleur habituelle. Ils vont comme dans un rêve, heurtant les objets environnants ; ils ne se préoccupent point des personnes qui les entourent, ne leur adressent pas la parole. Rien ne parvient à les distraire, ni à modifier en un sens quelconque leur agitation motrice. Chez le maniaque, l'image est tout autre, il a le teint rouge, les yeux brillants ; il réagit facilement aux impressions extérieures, invective l'entourage... etc. Quelques violents que soient ses mouvements on y reconnaît encore une direction, un but quelconque. Enfin l'excitation interne s'attache, se fusionne avec toute l'activité, même l'activité intentionnelle du maniaque : rien de pareil chez le dément précoce où la décharge se fait plutôt en dehors de l'activité ordinaire et par des mouvement brusques, saccadés. » L'un peut donc opposer en plusieurs points l'agitation du mania-

que à celle du catatonique. Chez le premier
les associations d'idées sont sans doute incohérentes, mais on peut trouver le lien qui unit
ces associations, qui a guidé l'éveil des idées : les
lois de l'association sont respectées. Le maniaque
dans son agitation témoigne d'une richesse
extraordinaire de représentations : il associe
les mots les uns après les autres : le moindre
objet extérieur sollicite son attention et vient
apporter à son esprit une occasion nouvelle pour
enchaîner des images. Rien de plus différent de
cet état que celui du catatonique dont l'attention
spontanée est nulle, qui ne remarque rien ou
presque rien de ce qui se passe autour de lui,
dont l'incohérence extrême se traduit en une
véritable salade de mots, dont la pauvreté intellectuelle se traduit par la stéréotypie du langage,
la verbigération, la répétition incessante des
mêmes idées, les néologismes. Les états émotionnels des maniaques sont aussi riches et aussi
variés que leurs états intellectuels; ils pleurent,
chantent, crient, se réjouissent au gré de leurs
associations, et l'on observe une relation logique
entre leurs états intellectuels et leurs états émotionnels. Au contraire le dément agité reste un
indifférent : s'il rit, s'il pleure, il s'agit là de phénomènes automatiques, de véritables tics qui
n'ont aucun rapport avec l'état de ses pensées.
Ces phénomènes qui sont dans la vie normale
l'expression de certaines émotions, ne sont pas
chez lui en rapport avec des émotions véritables :

il y a discordance entre la mimique et le ton affectif véritable : cette mimique est alors artificielle, paraît même souvent simulée. Mêmes différences dans l'attitude où il nous suffit d'opposer la mobilité de physionomie du maniaque au visage figé du dément, le luxe de mouvements, le besoin d'action du premier, à la stéréotypie, aux décharges automatiques du second. On voit qu'un grand nombre de signes permettent de différencier ces deux états : un examen un peu attentif tranchera donc aisément le diagnostic.

Il faudra distinguer de même l'agitation catatonique de l'*excitation chez un paralytique*. En général le diagnostic s'impose : l'âge différent des malades, les troubles physiques du paralytique éclaireront l'observateur. Au début cependant le paralytique ne présente pas toujours de troubles physiques bien caractéristiques : il peut ne pas avoir d'embarras de la parole. Mais à cette époque l'état d'excitation ne présente aucun des caractères de la démence précoce. L'affaiblissement intellectuel est encore peu prononcé : on peut observer de l'hypermésie, un véritable état d'éréthisme cérébral dans lequel l'imagination reste riche bien que la coordination des idées soit singulièrement affaiblie : les idées de grandeur, l'euphorie, les états émotifs trancheront le diagnostic.

Les états d'agitation catatonique pourraient être enfin confondus, en l'absence de tout renseignement, avec les *états d'agitation des idiots*. Ce n'est cependant pas à cette période que se posera le plus souvent le diagnostic, mais bien plutôt à la phase terminale. La constatation d'hallucinations suffira le plus souvent à faire écarter l'idiotie : l'on tiendra grand compte enfin des malformations physiques, des signes de dégénérescence, du langage rudimentaire, signes à peu près constants chez les idiots qui font le plus souvent défaut chez les déments précoces.

Les états de stupeur ne seront pas confondus avec les *états mélancoliques*. Pendant longtemps, sous l'influence des idées de BAILLARGER, les états de stupeur ont été englobés dans la mélancolie. Cette conception provenait d'une analyse incomplète des faits ; on s'arrêtait au fait extérieur grossier sans tenir compte du substratum psychologique qui le provoquait : or, des phénomènes morbides en apparence identiques peuvent avoir des causes différentes, et c'est le cas pour la stupeur. Il nous faut donc distinguer, la stupeur, résultat de l'arrêt psychique caractérisque de la mélancolie, de la stupeur catatonique, forme extrême de l'état de confusion mentale, caractéristique de la démence précoce. Ici précisément le diagnostic se fera par l'étude complète de l'état psychologique de nos malades. Sans doute le diagnostic est facile lorsque la mélancolie se traduit par un état de douleur morale évident. Il n'en est plus de même dans ces cas de mélancolie, où l'arrêt psychique est tel, que le malade ne manifeste plus guère ses réactions douloureuses ou anxieuses. J'ai observé un de ces cas où le malade, plongé dans un état profond de dépression mélancolique, ne prononçait plus une parole, n'accomplissait plus le moindre acte qu'avec une lenteur extraordinaire, restait arrêté au milieu d'un mouvement. A première vue, le diagnostic était épineux, mais en analysant les symptômes on s'apercevait que le malade ne présentait aucun de ceux qui caractérisent la catatonie. Sa physionomie, son aspect extérieur n'étaient pas celui du dément précoce ; ses traits n'avaient pas la fixité de bois que nous avons notée dans cette affection, ils étaient relâchés sans doute, immobiles, mais ils réflétaient un état de douleur, de souffrance évident : son attitude abandonnée n'avait pas la raideur de la catatonie ; on ne notait chez lui aucune trace de négativisme, de stéréotypies, de flexibilité cireuse. Fait très important, il avait conservé un certain degré d'effort mental. Alors que le catatonique est incapable de tout effort pour rassembler ses idées, pour exécuter un ordre quelconque, le mélancolique est capable de cet effort, son visage exprime cet état de tension, on le voit ébaucher des débuts de mouvement, parfois il arrive à surmonter son arrêt psychique, parfois il n'y parvient pas, mais l'effort impuissant se traduit chez lui par une augmentation de la douleur. Notre malade, à la suite de ces efforts infructueux, éclatait en sanglots ; le mélancolique est conscient de son état de dépression, le dément précoce ne l'est pas. WEY-

GANDT (1) fait observer, dans le même sens, que le défaut de réaction est beaucoup plus grand dans la stupeur catatonique que dans la stupeur mélancolique : les malades ne ferment pas les yeux même lorsqu'on les touche avec la pointe d'une aiguille. Il arrive cependant souvent qu'une réaction se déclare après des instances répétées. Si l'on fait par exemple compter de 1 à 20 un mélancolique stuporeux, il dira les chiffres lentement tandis que le stuporeux catatonique ne réagit pas d'abord, et, à la troisième ou dixième incitation, il cite toute la série avec une rapidité très grande. KRAEPELIN a désigné ce trouble dans lequel la première impulsion est plus difficile, tandis que la marche ultérieure est facilitée, sous le nom de « *barrage de la volonté* » (*Sperrùng*).

La catatonie, lorsqu'elle présente des alternatives d'agitation et de stupeur, peut être confondue avec la *folie maniaque dépressive* : les caractères spéciaux de l'agitation maniaque et de la dépression mélancolique que nous venons d'indiquer suffiront pour éclairer le diagnostic.

## 2° Forme hébéphrénique

Le diagnostic de l'hébéphénie est souvent fort délicat ; nous avons vu que cette variété était très protéiforme. Aussi est-ce moins sur ses signes spéciaux que sur les caractères généraux de la

---

(1) WEYGANDT. Psychatrie.

démence précoce qu'il faudra fonder le diagnostic.

En présence de délires hallucinatoires polymorphes et imprécis, survenant dans l'adolescenceil faudra donc rechercher les signes d'affaiblissement intellectuel, la perte des sentiments, et surtout les symptômes frustes de catatonie si fréquents dans l'hébéphrénie, la suggestibilité, le négativisme et les stéréotypies ; les attitudes bizarres et artificielles, la paramimie, enfin les troubles physiques seront autant de signes qui permettront d'affirmer le diagnostic.

Nous avons vu qu'un caractère très important de cette forme morbide est la confusion et l'imprécision du délire. Mais ce n'est pas là un signe pathognomonique, on l'observe dans beaucoup d'autres états. La confusion est en effet la caractéristique des *psychoses post-infectieuses* qui revêtent la forme de la *confusion mentale*, de la *confusion hallucinatoire*, de *l'état de rêve* si bien décrit par M. Régis. La confusion nous semble moins intense dans la démenceprécoce : l'hébéphrénique est moins désorienté, il est moins souvent dans cet état de doute du confus qui interroge l'entourage sur le milieu, sur le temps, sur son délire même : c'est dire que ce dernier a conservé une certaine activité cérébrale sous son état de confusion passager : l'hébéphrénique au contraire est plus excité, se livre à maints actes extravagants ou absurdes, tandis que le confus égaré ne bouge guère, ne fait que des réponses brèves et hésitantes. Ce ne sont là cependant que des nuances. Il faudra tenir grand compte de l'état général (état sabural des voies digestives, fièvre, amaigrissement, etc.) qui seront en faveur des états post-infectieux, et aussi de l'anamnèse qui pourra renseigner sur le mode de début, la phase d'invasion où se manifestent déjà l'indifférence émotionnelle et le négativisme qui fait défaut dans les psychoses post-infectieuses.

Il faudra distinguer encore la démence précoce des *délires hallucinatoires*. Dans certains cas ces délires sont symptomatiques d'une intoxication (*alcoolisme...* etc) : dans d'autres cas ils constituent une entité morbide, la *psychose hallucinatoire aiguë* (FARNARIER.) Ce sera encore beaucoup plus par les renseignements, que par la forme même de l'état aigu, que l'on pourra trancher le diagnostic dans ce dernier cas. Nous avons observé d'ailleurs des cas, étiquetés au début psychose hallucinatoire aiguë, qui n'étaient autres que des variétés hébéphréniques de démence précoce. Il convient donc d'être très circonspect sur le pronostic qu'il faut réserver à ces délires.

Ce que nous avons dit des différences qui séparent la catatonie de *l'agitation maniaque* peut s'appliquer à l'hébéphrénie. Les signes d'affaiblissement intellectuel, les attitudes bizarres, la discordance entre la mimique et l'état affectif véritable, s'observent dans les deux cas.

L'hébéphrénie offre un certain nombre de

symptômes communs avec la *paralysie générale* : délire extrèmement mal systématisé, polymorphisme de conceptions délirantes absurdes, idées de grandeur et de persécution, aspect béat, affaiblissement intellectuel, excitation. De gros caractères différencient les deux affections, en dehors même des troubles physiques beaucoup plus accentués et plus constants chez le paralytique général. L'affaiblissement intellectuel du paralytique général se caractérise par des troubles de la mémoire, généralement intacte au moins pour les souvenirs automatiques chez le dément. Alors que l'hébéphrénique est un indifférent, qui ne s'émeut de rien, qui présente une dissociation entre sa mimique et son délire, le paralytique est un émotif, tantôt expansif, témoignant d'une gaieté exubérante, tantôt déprimé, éclatant en sanglots pour les motifs les plus futiles : il a conservé ses sentiments affectifs, demande à voir les siens, s'attendrit lorsqu'il parle de ses parents ou de ses enfants. Ajoutons enfin que dans les cas douteux on pourra avoir recours à la ponction lombaire : le nombre des éléments figurés n'est pas augmenté dans le liquide céphalo-rachidien des déments précoces (Séglas, Dupré, Nageotte) (1) alors qu'il est considérablement accru dans celui des paralytiques généraux.

Il faudra distinguer enfin le délire hébéphré-

---

(1) *Bulletin de la Société Médicale des hôpitaux.* 7 juin 1901.

nique *du délire polymorphe des débiles et des dégénérés.* Ici encore on recherchera avec soin les antécédents, le mode de début de l'affection, s'il y a déjà eu des bouffées délirantes : on s'appuiera sur tous les signes d'affaiblissement intellectuel qui font défaut chez les dégénérés.

MM. Deny et Roy insistent avec raison sur le diagnostic des fugues hébéphréniques : ce point a une importance considérable, d'abord au point de vue médico-légal, ensuite en raison du pronostic qu'il convient de réserver aux différentes formes de fugue.

On distingue 3 variétés de fugues : les épileptiques, les hystériques et les psychasthéniques.

« La *fugue épileptique* se reconnaîtra facilement par des caractères bien tranchés qui sont ceux de tous les équivalents épileptiques : il s'agira d'une impulsion irrésistible et inconsciente, absurde, violente, sans coordination intelligente des actes et le plus souvent de courte durée ; dans certains cas, le diagnostic sera facilité encore par ce fait que la fugue aura été précédée ou suivie par un rudiment d'accès épileptique.

« Dans la *fugue hystérique,* on retrouve bien la même impulsion irrésistible, rappelant celle des autres actes déterminés par suggestion (somnambulisme hystérique) ; mais l'intelligence avec laquelle ces actes sont accomplis, d'un bout à l'autre et pendant un temps quelquefois assez long, les différencie nettement de l'incohérence épileptique. Il s'y ajoute consécutivement, comme pour le mal comitial, une amnésie totale et complète portant sur toute la durée de la fugue, avec cette réserve toutefois, que le sujet peut, dans certains cas, retrouver le souvenir dans le sommeil hypnotique.

Dans la *dromomanie* ou *fugue des psychasténiques*, on rencontre les caractères communs à toutes les obsessions ou impulsions (syndrômes épisodiques) des dégénérés : l'irrésistibilité, la conscience de l'acte, la satisfaction qui suit son accomplissement. Il y a ici la même irrésistibilité que dans l'épilepsie, la même combinaison intelligente des actes que dans l'hystérie, mais la fugue des dégénérés se distingue de l'une et de l'autre par l'absence d'amnésie consécutive : le malade raconte lui-même les diverses péripéties de son voyage. (RAYMOND) (1.)

La *fugue hébéphrénique* se distingue de la fugue des dégénérés parce qu' « il n'y a pas à proprement parler d'irrésistibilité, ni par conséquent satisfaction à la suite de l'accomplissement de l'acte. » Le souvenir de l'acte est cependant conservé, mais d'une façon imparfaite : le malade ne peut donner de détails sur ce qu'il a fait au cours de sa fugue. « En somme, il s'agit là d'une impulsion non irrésistible, subconsciente, n'entraînant pas d'amnésie consécutive, mais accomplie sans méthode ni but précis et avec tendance à la stéréotypie : la fugue hébéphrénique est

---

(1) RAYMOND. — *Cl. de la Salpêtrière.* T. 1. p. 592.

donc, à proprement parler, une fugue démentielle, c'est-à-dire qu'elle porte l'empreinte d'un
affaiblissement des facultés psychiques ».

### 3° Forme paranoïde

Le diagnostic de la forme paranoïde de la démence précoce peut être d'autant plus difficile
à trancher que la conception de la forme paranoïde n'est pas elle-même encore bien fixée.
Nous avons vu que KRAEPELIN englobait dans
cette forme, sous le titre de délires fantasques,
tous les délires systématisés qui se terminent par
la démence.

Le diagnostic entre la démence paranoïde et
le *délire systématisé à base d'interprétations délirantes* s'imposera généralement : ces délirants
systématisés n'ont jamais présenté de troubles
sensoriels, ce ne sont pas des affaiblis : ils développent leurs conceptions délirantes, sont capables de jugements et de raisonnements exacts :
leur délire est parfois si fortement construit qu'il
peut faire illusion et avoir les apparences de la
réalité.

Bien que, comme nous l'avons vu, l'on puisse
faire rentrer le *délire chronique* de MAGNAN dans
la démence précoce, il me paraît néanmoins nécessaire de le distinguer ici de la démence paranoïde, même s'il est une forme de cette dernière
maladie, car cette forme est assez typique pour

que le diagnostic en soit posé. Il sera d'ailleurs le plus souvent impossible de différencier les deux affections, en dehors de tout renseignement, à la période d'affaiblissement intellectuel, où les réactions sont nulles, où le délire tend à se figer, à se stéréotyper. Plus tôt au contraire le riche système de conceptions délirantes, évoluant, se développant progressivement, les réactions multiples du malade trancheront aisément le diagnostic.

Quant à tous ces délires plus ou moins systématisés, intermédiaires entre la démence paranoïde et le délire chronique, que MAGNAN range dans les délires polymorphes des dégénérés, que les auteurs italiens et certains auteurs allemands font rentrer dans la paranoïa, nous ne les distinguerons pas ici de la démence paranoïde. Je renvoie le lecteur aux opinions de KRAEPELIN et de M. SÉRIEUX à l'opinion desquels je me rangerai. L'important, pour le moment, est de diagnostiquer ceux d'entre ces délires qui doivent évoluer vers la démence, et ceux qui n'entraînent pas d'affaiblissement intellectuel, ce qui revient à dire que le diagnostic est à poser entre la démence paranoïde et les psychoses à base d'interprétations délirantes comme nous l'avons vu plus haut.

Nous devons cependant parmi ces délires accorder une mention toute particulière aux délires plus ou moins systématisés qu'on observe chez les *débiles* : ils présentent en effet un certain nombre de caractères communs avec la démence paranoïde par leur forme et leur contenu qui consiste le plus souvent en un mélange absurde d'idées de persécution et de grandeur. Ces délires sont généralement à base d'interprétations délirantes : la suggestibilité joue un grand rôle dans leur genèse. Ils sont en général plus mobiles, moins figés que ceux du dément : ils témoignent d'une activité intellectuelle beaucoup plus grande de la part de leur auteur : enfin l'affectivité n'est pas atteinte à un aussi grand degré que dans la démence paranoïde.

Rappelons enfin que l'on observe des *délires systématisés* au cours de la *paralysie générale*.

## c. — PÉRIODE TERMINALE

Le diagnostic de la démence précoce à la période terminale est en général facile : l'aspect de ces malades, que nous avons suffisamment décrit, est assez typique. Les renseignements viendront encore éclairer le médecin dont l'attention a été attirée par la clinique.

L'affection qui simule le mieux la démence précoce à cette période est l'*imbécillité* ou l'*idiotie*. Mais le dément précoce est un individu qui a un passé intellectuel dont on peut retrouver des traces dans ses divagations. L'émotivité existe chez beaucoup d'idiots : ils éprouvent de la joie à la vue de la nourriture : ils témoignent souvent d'une certaine activité pour l'assouvissement de leurs besoins grossiers. Le dément, bien que supérieur au point de vue intellectuel, est souvent inférieur à l'idiot au point de vue des émotions. Il est des cas néanmoins où la ruine intellectuelle est si complète qu'en dehors de tout renseignement le diagnostic est difficile : il faut avouer que d'ailleurs l'intérêt d'un tel diagnostic n'est pas considérable.

Beaucoup plus simple est le diagnostic entre la démence précoce et la *paralysie générale* ou la *démence sénile*. Le dément sénile conserve long-temps une certaine activité d'esprit : les troubles de la mémoire sont précoces chez lui. On peut observer des cas où le dément précoce devient un sénile : seuls alors les renseignements pour-ront trancher le diagnostic.

On ne confondra pas la démence précoce avec la démence *épileptique*. Les fugues, les impulsions pourraient contribuer à égarer le diagnostic. Les crises, précédées d'aura, les morsures de la langue, l'amnésie qui accompagne tous les phéno-mènes épileptiques le trancheront facilement. Notons enfin que KRAEPELIN a signalé des crises convulsives au cours de la démence précoce. Quoi-que nous n'en ayons jamais observé, ce sont des faits qu'il faut avoir présents à l'esprit pour éviter toute erreur.

Rappelons ici enfin la *jargonaphasie* et la *para-phasie* de certains déments précoces qu'on ne confondra pas avec les mêmes symptômes chez des malades atteints de *lésions organiques locali-sées du cerveau.*

Je ne terminerai pas ce chapitre sans men-tionner les *démences vésaniques secondaires,* sur-venues accidentellement au cours d'une psychose qui se termine le plus souvent par la guérison et que l'on différenciera de la démence précoce à l'aide des antécédents.

# CHAPITRE IV

---

# I. — ÉTIOLOGIE

L'étiologie de la démence précoce est loin d'être élucidée et le chapitre de la pathogénie est aujourd'hui à peu près complètement à faire. Je me contenterai donc de signaler les quelques éléments connus, grâce auxquels on a pu faire quelques présomptions sur les causes de cette affection.

**Fréquence**. — D'après KRAEPELIN, la démence précoce (telle qu'il la conçoit, c'est-à-dire en englobant les délires fantasques dans la forme paranoïde) fournit 14 à 15 p. 100 du total des admissions. M. CHRISTIAN donne la proportion de 5 p. 100. Enfin M. SÉRIEUX, à la maison de santé de Ville-Evrard compte (en éliminant les délires systématisés) 14 p. 100 des admissions pour les femmes et 12 p. 100 pour les hommes.

## 1° Causes prédisposantes

**Âge**. — L'influence de l'âge est considérable. Certains auteurs ont considéré la démence précoce comme une psychose de la puberté. Nous verrons que cette conception doit être élargie : les cas de démence précoce coïncidant avec la puberté sont rares : bien plus souvent la maladie débute dans l'adolescence. Il est même des cas tardifs où le début n'a lieu que vers l'âge de 40 ans, parfois à la ménopause.

KRAEPELIN sur 296 cas en note 60 p. 100 ayant débuté avant l'âge de 25 ans.

Sur 104 malades CHRISTIAN a observé 56 déments ayant moins de 20 ans et 48 ayant dépassé la vingtième année.

D'après MEEUS la démence précoce s'observe en général de 15 à 25 ans.

M. SÉRIEUX a réuni 50 cas chez lesquels l'âge se répartit de la façon suivante :

|        |       |       |     |      |    |
|--------|-------|-------|-----|------|----|
| de     | 15 à 20 | ans |     | 9    | cas |
| »      | 20 à 25 | »   |     | 14   | »  |
| »      | 25 à 30 | »   |     | 12   | »  |
| »      | 30 à 35 | »   |     | 7    | »  |
| »      | 35 à 40 | »   |     | 8    | »  |

Comme on le voit la proportion des cas, ayant débuté après 25 ans, est plus considérable que celle des cas ayant débuté avant : il convient néanmoins de n'accepter ces chiffres qu'avec certaines réserves, le début de l'affection ayant passé inaperçu aux yeux de l'entourage dans nombre de cas. Quoiqu'il en soit, même en tenant compte de cette réserve, il reste encore une forte proportion de cas ayant débuté tardivement. Ces conclusions de Sérieux sont d'ailleurs en rapport avec celles de Kraepelin. Elles nous conduisent à élargir le cadre de la démence précoce, à la considérer comme une psychose qui survient le plus souvent, mais non toujours, dans l'adolescence.

M. Sérieux tend aujourd'hui à considérer la démence précoce comme une psychose survenant non seulement dans l'adolescence, mais au cours de toute la vie génitale : il fait observer que l'on rencontre cette affection assez fréquemment à l'époque de la ménopause, Il oppose la démence précoce, psychose de la vie génitale, aux psychoses d'involution qui surviennent à la période présénile. Chacun des âges de la vie serait sujet ainsi à des affections mentales revêtant un aspect typique et particulier.

Tenant compte de la variété morbide Kraepelin note que la forme

hébéphrénique débute dans 72 p. 100 des cas avant 25 ans  
    catatonique       —     68 p. 100     —     —  
    paranoïde        —     48 p. 100     —     —

Les résultats constatés chez les malades que nous avons observés à l'asile de Ville-Évrard sont un peu différents, la forme

catatonique ayant débuté dans 64 p. 100 des cas av. 25 ans  
    hébéphrénique     —     60 p. 100     —     —  
    paranoïde        —     30 p. 100     —     —

**Sexe**. — L'influence du sexe ne paraît pas être grande. Sur 58 malades nous trouvons 31 femmes et 27 hommes. MM. Deny et Roy pensent aussi que la fréquence de la démence précoce est à peu près la même dans les deux sexes. Christian et Marro considèrent au contraire cette affection comme plus fréquente dans le sexe masculin, et ils expliquent cette fréquence par le surmenage scolaire plus grand chez les garçons que chez les filles. Enfin, d'après Kraepelin, les formes hébéphréniques seraient plus fréquentes chez l'homme, les formes catatoniques et paranoïdes prédomineraient chez la femme. Nous avons trouvé une proportion à peu près égale des différentes formes dans les 2 sexes.

**Hérédité**. — Le rôle de l'hérédité paraît assez grand dans l'affection, bien que Meeus ne la compte que 7 fois dans 40 cas. Kraepelin la relève dans 70 p. 100 de ses cas. Christian sur 104 malades en trouve 45 qui ont eu des aliénés dans leurs ascendants ou leurs proches collatéraux : il fait remarquer d'ailleurs que ce chiffre doit être au dessous de la réalité. Nous avons noté l'hérédité vésanique dans la grande majorité de nos cas.

Il est certain d'ailleurs que, pour constituer un terrain prédisposé, l'hérédité vésanique n'est pas nécessaire : l'alcoolisme, la tuberculose, les intoxications au moment de la conception, les maladies infectieuses, les émotions violentes ou les traumatismes au cours de la grosesse sont autant

de causes qui prépareront le terrain et qui crée-
ront chez le descendant une prédisposition aux
psychoses en général et à la démence précoce en
particulier.

Certaines maladies infectieuses dans l'enfance
pourront, elles aussi, déterminer des modifications cérébrales propices au développement de
la démence précoce. Nous avons noté la fièvre
typhoïde dans les antécédents d'un certain nombre de nos malades.

La démence précoce peut se rencontrer plusieurs fois dans une même famille, chez des frères
ou des sœurs. Nous avons à la maison de santé
de Ville-Evrard deux sœurs atteintes de démence
paranoïde : le frère d'une de nos malades (forme
simple) est également atteint de démence précoce. Ajoutons enfin qu'une de nos démentes
hébéphréniques est la fille d'une goîtreuse, présentant un arrêt de développement mental et
physique.

Les stigmates physiques de dégénérescence
sont assez fréquents.

Kraepelin signale l'existence d'accidents névro-
pathiques personnels dans 20 p. 100 des cas.

Néanmoins il est rare que l'on trouve de grosse
tare héréditaire avant le début de la maladie.
Au contraire beaucoup de sujets avaient témoigné d'une intelligence au dessus de la moyenne.

Aschaffenburg donne la proportion suivante :
sur 200 déments précoces, 27 hommes et 21 femmes avaient une intelligence moyenne, 55 hom-

mes et 66 femmes étaient au dessus de la moyenne, certains même étaient doués d'une intelligence remarquable, 18 hommes et 13 femmes, sans être des imbéciles ou des idiots, avaient eu un développement psychique inférieur.

KRAEPELIN note un niveau mental normal dans 60 p. 100 des cas, un niveau mental faible dans 30 p. 100, un développement psychique incomplet dans 7 p. 100.

## 2° Causes occasionnelles

Elles paraissent nombreuses et variées.

Rappelons ici pour mémoire l'*onanisme* auquel un certain nombre d'auteurs ont voulu faire jouer un rôle capital. Mais, comme le dit CHRISTIAN, « l'onanisme est une pratique si commune qu'elle ne saurait être aussi nuisible que tend à le faire croire un préjugé trop répandu : ce n'est qu'exceptionnellement que l'onanisme devient fauteur de la maladie. » Il arrive fort souvent d'ailleurs que les pratiques de masturbation sont l'effet de l'affection, dont le début est encore inaperçu.

M. CHRISTIAN fait jouer un rôle considérable au *surmenage* : de la statistique qu'il a faite sur ses malades, il résulte que le surmenage n'a pas une grande influence lorsqu'il est imposé à un cerveau sain, progressivement entraîné : mais il a tout son effet lorsqu'on exige de l'enfant plus qu'il ne peut donner, surtout lorsque d'autres causes débilitantes viennent s'y joindre (insuffisance constitutionnelle héréditaire, alimentation insuffisante comme qualité ou comme quantité; maladie incidentes, infectieuses ou autres, onanisme, fatigues physiques exagérées... etc).

On a aussi attribué de l'importance aux causes occasionnelles morales, aux *émotions* vives (perte de parents aimés, querelles, frayeurs, échec aux examens) aux changements brusques de vie ou d'habitudes comme le passage de la vie de famille à la vie de caserne.

L'*emprisonnement* a été invoqué comme facteur étiologique considérable dans la genèse de la catatonie. Rudin a constaté que sur 94 cas de psychoses survenant chez les détenus, plus de la moitié (55 p. 100) appartenait à la catatonie.

Sans nier l'influence de toutes ces causes, il en est d'autres qui semblent jouer un rôle beaucoup plus considérable, je veux parler des *infections* et *auto intoxications*. Certaines maladies infectieuses (fièvre typhoïde, scarlatine) paraissent avoir de l'influence sur le développement de la maladie. Kraepelin fait jouer un rôle important à l'état puerpéral surtout dans les cas de catatonie. « Dans 24 p. 100 des cas en effet, la maladie a débuté pendant la grossesse où plus souvent après l'accouchement; une de ces malades a présenté 4 accès de catatonie, chaque fois après un accouchement; après le dernier survint la démence ».

**Pathogénie.** — Pour certains auteurs (ZIEHEN, MARRO) l'hébéphrénie est une psychose de la puberté.

D'après ZIEHEN (1), la morbidité mentale offre un de ses maxima à l'âge de la puberté : les tares héréditaires déterminent à cette époque une morbidité un peu plus grande. A part la tare héréditaire, ce sont surtout l'anémie, le surmenage corporel et intellectuel, les maladies infectieuses et les excès sexuels qui jouent un rôle.

Les modifications les plus importantes que la puberté produit sont les suivantes : une débilité exagérée des troubles affectifs (« dissociation affective »), une discordance entre ces troubles et les réactions mimiques (« paramimie hébéphrénique »), une certaine incohérence non seulement des idées délirantes, mais aussi des pensées normales, d'autre part une tendance à des stéréotypies mimiques, verbales., etc, le caractère illogique, trivial et fantastique des idées délirantes et enfin la tendance à un cours circulaire ou à une démence progressive.

MARRO (2) rattache l'hébéphrénie au deuxième groupe des psychoses de la puberté : elles appartiennent à la deuxième phase de l'évolution pubérale, dans laquelle « le développement des or-

---

(1) ZIEHEN. Les psychoses de la puberté. Congrès de Paris 1900

(2) MARRO. Psychoses de la puberté. Congrès de Paris 1900.

ganes génitaux déterminent un apport de sensations obscures, d'où dérive un certain nombre d'affections, qui ne peuvent encore s'amalgamer au patrimoine idéatif antérieur. » Il pense d'ailleurs, étant donnés les troubles digestifs qui signalent souvent le début de la psychose, qu'elle peut être le résultat d'une auto-intoxication.

Gilbert BALLET (1) fait remarquer avec raison que c'est plus souvent au voisinage de 23 ans qu'au voisinage de 14 que se développent les types cliniqués décrits par KAHLBAUM : ce ne sont donc pas des psychoses de la puberté, mais bien plutôt des psychoses de l'adolescence. Les tares héréditaires sont pour lui nombreuses chez ces malades, et les cas où la prédisposition n'existe pas constituent une exception. Aussi attribue-t-il la plus grande part à l'hérédité dans la genèse de ces psychoses.

Au contraire, CHRISTIAN considère l'hérédité comme un facteur secondaire : il accuse surtout les causes débilitantes accidentelles, qu'il a groupées sous le nom de surmenage : la démence précoce rentre pour lui dans les *psychoses par épuisement* de Biswanger.

D'après KRAEPELIN la démence précoce est déterminée par des lésions de l'écorce cérébrale, relevant d'une auto-intoxication probablement d'origine sexuelle. La période de la vie à laquelle

---

(1). G. BALLET. Psychoses de la puberté. Discussion. Congrès de Paris 1900.

débute la maladie, l'influence, sinon de la puberté, au moins des modifications des organes génitaux à l'époque de l'adolescence, les troubles de la menstruation, qui accompagnent la phase aiguë de la maladie, militent en faveur de cette hypothèse.

M. Régis (1) fait valoir, en faveur du rôle de l'auto-intoxication, que les caractères de la démence précoce sont les mêmes que ceux des psychoses par auto-intoxication et surtout que ceux des psychoses urémiques. En effet, si l'on rapproche les symptômes des psychoses par auto-intoxication décrits par cet auteur (2) des symptômes de la démence précoce, on constate un grand nombre de points communs : céphalalgie, insomnie, attitudes cataleptoïdes, torpeur, hébétude, stupeur ou stupidité, confusion, troubles du rappel des souvenirs : il n'est pas jusqu'à la marche des deux affections : alternatives de phases d'agitation et de stupeur, qui ne se ressemble.

L'on peut rapprocher d'ailleurs ces symptômes de ceux que l'on observe au cours des psychoses sexuelles où dominent la confusion, la torpeur cérébrale et les hallucinations.

On peut invoquer aussi en faveur de la thèse

---

(1). Régis. Psychoses de la puberté. Discussion. Congrès de Paris 1900.

(2). Régis Les psychoses par auto-intoxication. Arch. de neur. 99.

de KRAEPELIN les symptômes d'insuffisance ovarienne, observés après la castration. JAYLE (1) a
observé dans ces cas des modifications du caractère : les malades deviennent apathiques et irritables; la mémoire s'affaiblit. On a même signalé
des psychoses à base de confusion mentale à la
suite des opérations sur les ovaires.

Tous ces rapprochements donnent un grand
caractère de vraisemblance à l'opinion de KRAE-
PELIN. Mais il est possible que d'autres intoxications que les intoxications d'origine sexuelle con-
tribuent à la genèse de la démence précoce. Les
troubles mentaux des myxoedémateux sont, à
beaucoup d'égards, analogues à ceux que l'on
décrit dans la forme simple de la démence précoce. Nous avons même observé un cas de démence paranoïde chez une malade atteinte de
maladie de BASEDOW. Ajoutons enfin que les
auto-intoxications d'origine gastro-intestinale,
celles dues à l'insuffisance hépatique ou rénale
peuvent jouer également un rôle.

---

(1). JAYLE. Insuffisance ovarienne. Presse médicale
17 mars 1900.

# II. — ANATOMIE PATHOLOGIQUE

Elle est à peu près entièrement à faire. Je me bornerai à relater les quelques recherches qui ont été faites à ce sujet.

HECKER fit l'autopsie d'un seul hébéphrénique ; il constata l'existence d'une pachyméningite localisée aux loges frontaux avec injection de la pie-mère : le cerveau était peu riche en circonvolutions, la substance corticale légèrement hyperhémiée et les ventricules un peu dilatés.

KAHLBAUM examina le cerveau de 7 catatoniques ; il a rencontré, au début de la maladie, de l'hyperplasie cérébrale, plus tard, de l'atrophie. Il y aurait au début congestion avec exsudation de tous les vaisseaux encéphaliques et ramollissement de l'écorce cérébrale. Plus tard, le tissu, primitivement ramolli, se rétracte et finit par s'atrophier ; les exsudats arachnoïdiens s'organisent et donnent à cette méninge une teinte opaque, surtout au niveau de la base.

Les lésions histologiques ont été étudiées récemment par ALZHEIMER qui, « dans des cas aigus de catatonie, a constaté des altérations graves des cellules de l'écorce, surtout au niveau des couches profondes : tuméfaction notable des noyaux, plissement de leur membrane, corps cellulaire rétracté en voie de destruction, néoformation de fibrilles névrogliques qui entourent

les cellules. Nissl, dans des cas à évolution chronique, a noté des modifications profondes des
cellules qu'il a décrites sous le nom de « destruction du noyau ». Un nombre assez considérable
de cellules paraissent détruites, mais il n'y a pas
d'atrophie de l'écorce. Les couches profondes
renferment des cellules névrogliques, nombreuses
et grandes, en voie de régression. L'écorce est,
en outre, parsemée de gros noyaux de névroglie,
peu coloriés, entourant les cellules malades ;
quelques-uns les ont même envahies (Kraepelin)
(Sérieux).

# CHAPITRE V

---

# CONCEPTION GÉNÉRALE
# DE LA DÉMENCE PRECOCE

La conception de la démence précoce éprouve une certaine difficulté à s'acclimater en France : on lui a fait un certain nombre d'objections de détail et d'ensemble; certains auteurs semblent l'ignorer totalement, d'autres la rangent dans le groupe des démences vésaniques, au même titre que les démences vésaniques sécondaires. Aussi le lecteur ne me saura-t-il pas mauvais gré d'insister ici encore sur la façon dont il faut comprendre cette affection, sur l'examen de certaines objections et sur la place qu'il faut lui réserver dans la classification.

Les critiques formulées peuvent se résumer très brièvement : la démence précoce, disent ses adversaires, n'est pas une entité nosologique; ces malades ne sont autre chose que des dégénérés qui tombent dans la démence : et l'on s'appuie pour soutenir cette opinion sur le nombre considérable de prédisposés vésaniques qui versent dans cette affection, et aussi sur l'ignorance, dans laquelle nous sommes, de sa pathogénie. Nous avons vu en effet que, si de fortes présomptions basées sur des analogies et sur l'observation de certains faits font penser que la démence précoce est due à une auto-intoxication, l'étiologie complète de cette affection est loin d'être élucidée. Mais est-il nécessaire de connaître la pathogénie d'une affection pour l'élever au rang d'entité morbide? Déniera-t-on à la syphilis par exemple la qualité d'espèce nosologique parce que l'agent causal en est encore inconnu? La description même de la démence précoce nous a montré quels caractères fortement tranchés la différenciaient des autres affections mentales au point de vue clinique. Voici tout un groupe de malades qui présentent les mêmes symptômes cliniques (j'entends les symptômes essentiels, les symptômes psychologiques, les seuls sur lesquels on puisse baser quelque chose en médecine mentale), chez lesquels l'affection débute et évolue d'une façon identique et l'on refuserait de grouper ces malades sous une étiquette commune? Cette étiquette répond à une réalité clinique telle que l'on peut, dès le début de l'affection formuler un pronostic, prédire l'avenir qui est réservé aux malades; n'est-ce pas suffisant pour affirmer que ces malades sont atteints d'une même maladie?

Sans doute, disent certains qui reconnaissent

à la démence précoce une réalité clinique ; mais cette affection n'est, comme l'avait vu Morel, qu'une des manifestations de la dégénérescence ; dès lors on ne peut l'élever au rang d'entité morbide nouvelle, c'est une variété, mieux décrite sans doute, du délire des dégénérés, mais ce n'est qu'une variété de ces délires : il s'agit là d'une psychose constitutionnelle et non d'une psychose accidentelle.

La question est d'une haute importance, car, même sous cette forme, l'objection met en doute la réalité de cette entité morbide nouvelle. Si la démence précoce n'est qu'un des aboutissants de la folie des dégénérés, elle n'est plus une démence précoce, elle est une démence secondaire, et les caractères cliniques mêmes que nous lui avons assignés, quoique offrant encore un grand intérêt au point de vue du pronostic, ne constituent pas les symptômes particuliers d'un processus morbide spécial. Je n'apporterai ici aucune preuve expérimentale nouvelle à l'opinion de Kraepelin ; néanmoins il me semble qu'il y a tout un ensemble de preuves rationnelles qui permettent dès maintenant de considérer son opinion comme étant la plus vraisemblable.

Les travaux de Morel, de Magnan et de leurs élèves nous ont appris que la plupart des vésanies se développent chez des prédisposés héréditaires. La prédisposition (j'emploie à dessein ce mot beaucoup plus précis, moins métaphysique que celui de dégénérescence) est un facteur important dans la genèse des maladies mentales ; mais est-ce suffisant pour ramener à ce facteur toute tentative d'éclaircissement, d'analyse dans l'étude des maladies mentales ? Nous avons vu que l'on retrouvait une prédisposition héréditaire fréquente chez les déments précoces : KRAEPELIN l'observe dans 70 p. 100 de ces cas. Allons-nous, nous basant sur la doctrine de la dégénérescence, ranger ces 70 cas dans le groupe des dégénérés et les 30 autres dans celui des déments précoces ? Voilà une maladie qui a la même évolution clinique, qu'elle se développe chez des prédisposées ou des individus indemnes de toute prédisposition ; va-t-on dissocier, pour cette raison, ces phénomènes identiques et faire un groupe morbide distinct de déments précoces vrais et un autre de dégénérés versant dans la démence précoce ? Il me semble que là apparaît le vice fondamental d'une classification basée exclusivement sur le facteur prédisposition. Jamais ce facteur n'a été envisagé d'une façon aussi absolue en médecine générale. Différencie-t-on par exemple, en deux groupes morbides différents, la tuberculose développée chez un individu dont les ascendants furent atteints de cette maladie, de celle qui se développe chez un individu à hérédité indemne de toute tare tuberculeuse ? Même avant la découverte de l'agent causal de la tuberculose, ou se basait sur la clinique pour affirmer l'identité de nature du processus morbide développé chez deux individus héréditairement différents. Pourquoi employer en médecine mentale une base de classification différente de celle que l'on emploie en médecine générale? Rien ne justifie une scission parmi des cas cliniquement identiques. Puisque le processus morbide est le même chez les sujets prédisposés et chez les sujets qui ne le sont pas, nous pouvons, négligeant alors le facteur prédisposition, ranger tous les cas identiques dans le même groupe nosologique. Toute tentative de scission basée sur l'existence ou la non-existence du facteur prédisposition nous semble donc illégitime.

Mais, dira-t-on encore, étudiez soigneusement tous les cas et peut-être n'est-ce pas dans 70, mais dans 100 p. 100 que vous trouverez la dégénérescence ; n'est-il pas légitime d'en conclure alors que la démence précoce est une psychose constitutionnelle ?

Examinons de près quelle est la valeur de cet argument fondé lui-même d'ailleurs sur une hypothèse. Et d'abord sur quel critérium allons-nous tabler pour affirmer que tel ou tel malade est un dégénéré? Sans doute il y a les antécédents héréditaires, mais ils n'existent pas toujours, et ils ne sont pas nécessaires, de l'avis même des théoriciens de la dégénérescence, pour affirmer la malformation psychique originelle : n'observe-t-on pas en effet des cas de dégénérescence chez des sujets dont les ascendants étaient absolument sains d'esprit, et, par contre, des cas de régénérescence, des individus psychiquement tarés donnant le jour à des enfants qui ne présenteront aucune tare mentale?

Le caractère principal du dégénéré n'est donc pas de descendre de parents eux-mêmes dégénérés : ce caractère se tire de l'analyse de ses facultés mentales elles-mêmes. Son état mental en effet « se résume en un mot: le défaut d'équilibre des facultés morales et intellectuelles » (MAGNAN). Je n'insisterai pas sur le vague et l'imprécision que présente une semblable définition : il suffit de l'appliquer dans toute son étendue pour y englober le genre humain en entier. On peut voir certains aliénistes considérer, grâce à elle, comme anormaux des individus qui n'avaient d'autre tare morbide que d'envisager et de vivre la vie d'une façon différente de la leur. Aussi ne peut-on l'accepter qu'en l'appliquant d'une façon extrêmement large.

Il s'agit en somme d'individus chez lesquels « la désharmonie fonctionnelle apparaît aussitôt avec son cortège de misères morales et de défaillances intellectuelles ». Intelligents, raffinés même, ils manquent de sens moral, se livrent sans retenue à toutes leurs passions, même les plus anormales, à toutes leurs impulsions : leur caractère est d'une mobilité extrême ; aucune suite dans leurs idées ; ce sont des esprits mobiles, superficiels, changeants, bien que brillants en apparence. Sur un semblable fonds de désharmonie émotionnelle, volitive et intellectuelle se développent les syndrômes épisodiques, obsessions, impulsions, phobies, etc.

Il y aurait peut-être beaucoup à dire sur ces caractères de la dégénérescence ; il faudrait examiner, si, par exemple, les obsessions ne peuvent pas se développer chez des individus sains sous l'influence d'un état dépressif accidentel. Néanmoins on peut les accepter tels quels, à la condition qu'ils soient bien l'expression de l'état mental habituel de l'individu. La dégénérescence est en effet un état constitutionnel ; tous les actes ou beaucoup des actes du dégénéré ont reçu l'empreinte de son état de désharmonie fonctionnelle. Or il arrive souvent qu'on porte le diagnostic de dégénérescence mentale, non parce que l'on sait d'une façon formelle que l'on se trouve en présence d'un cerveau originairement déséquilibré, mais uniquement parce que l'on constate la présence d'un délire mobile, confus, polymorphe, plus ou moins absurde. On en est arrivé ainsi à classer dans la dégénérescence tous les délires que l'on ne pouvait loger ailleurs. On a décrit alors des caractères empruntés à ces délires, comme étant des caractères de dégénérescence ; parmi eux il s'est trouvé les formes délirantes les plus variées, les états mentaux les plus disparates ; les cas de démence précoce se sont ainsi trouvés englobés dans les délires polymorphes des dégénérés. Rien d'étonnant si, se basant ensuite sur de semblables descriptions, on a considéré comme dégénéré tout malade atteint de ces délires.

Une telle extension de la dégénérescence est arbitraire et inacceptable. Pour affirmer qu'il y a dégénérescence mentale, il faut étudier scrupuleusement les antécédents du sujet, sa vie antérieure, ses modes de réaction, son état mental avant l'invasion du délire actuel ; cette analyse n'est pas toujours facile, souvent même elle est impossible ; elle est nécessaire cependant pour affirmer que l'on se trouve en présence d'un cerveau originairement taré.

On ne peut considérer comme délires de dégénérés que ceux qui dérivent directement du facteur dégénérescence et qui n'exigent pour se produire qu'une cause accidentelle banale. Ces délires revêtent tous les caractères de l'état constitutionnel ; ce sont des idées délirantes greffées sur des états d'excitation ou de dépression, de mobilité d'humeur, qui ne sont que l'exagération du caractère habituel du dégénéré, délires à base d'idées obsédantes, délires par auto-suggestion chez les débiles, à caractère éminemment curable ; enfin ce sont peut-être des conceptions délirantes qui se construisent lentement et qui sont l'aboutissant d'un esprit faussé dès l'enfance, comme les délires des persécutés-persécuteurs, des processifs, etc.

Voilà à quoi se réduit la conception de la dégénérescence, comme entité nosologique, si l'on en analyse attentivement tous les termes. Sont-ce là les caractères de la démence précoce ? Or cette affection se développe chez des individus prédisposés sans doute, mais qui fréquemment n'avaient témoigné aucun trouble mental appréciable avant le développement de la maladie ; la prédisposition, quand elle existait, était restée le plus souvent latente, les heurts, les contrariétés, les émotions n'avaient pu la révéler, faire surgir la désharmonie fonctionnelle qui caractérise le dégénéré. Puis voici que vers l'âge de 20 ou 25 ans, souvent plus tôt, parfois plus tard, se développent lentement, insidieusement, sans cause apparente, des troubles du caractère qui passent inaperçus d'abord de l'entourage, mais qui se signalent à lui dès qu'ils deviennent un peu accentués. La famille observe alors que l'adolescent a changé ; de travailleur il est devenu paresseux, de curieux et actif, indolent et apathique : dès ce jour, des symptômes plus accentués indiquent que le cerveau est gravement touché ; alors en effet apparaissent des signes d'affaiblissement intellectuel. Puis éclatent les accidents aigus, états de confusion, de stupeur, délires absurdes, incohérents, imprécis, agitation automatique, tous ces symptômes portant le cachet du processus démentiel ; les facultés intellectuelles, émotionnelles, volitives sont profondément touchées ; ce n'est plus de la désharmonie, c'est de la confusion, et c'est quelque chose de plus que de la confusion. Le confus simple en effet est un être dont l'intelligence, frappée en bloc, égarée, désorientée, réagit encore, semble-t-il, par un certain degré de conscience intime et sourde au trouble mental qui l'envahit ; par son aspect interrogateur et étonné, il semble qu'au fond le malade ne soit pas indifférent à ce qui l'atteint. Chez le dément précoce il y a de la confusion, mais il y a plus que de la confusion ; le sujet est indifférent à son propre état, il l'accepte, il n'y a en lui aucune réaction, même profonde, contre cet état d'égarement qui vient subitement le frapper ; c'est qu'ici les facultés intellectuelles sont plus atteintes que dans la confusion mentale primitive ; les troubles délirants, les états aigus portent l'empreinte de l'état d'affaiblissement. D'ailleurs, après une durée plus ou moins longue, ces troubles aigus rétrocèdent, laissant à découvert le déficit intellectuel irréparable.

Tel est dans ses grandes lignes le tableau clinique de la démence précoce, changement, bouleversement total d'une intelligence, et non suite logique d'un état de déséquilibration. L'évolution clinique à elle seule permet d'écarter l'hypothèse de la démence précoce, psychose dégénérative.

Mais il y a plus, il y a les signes physiques : ces signes suivent les divers degrés d'intensité de la maladie, peu accentués au début, intenses à la période d'état, ils rétrocèdent à la période terminale.

Enfin l'on peut rapprocher, comme nous l'avons vu, les états aigus de la démence précoce, des états aigus de certaines infections ou auto-intoxications. Il s'agit en effet, dans tous ces cas, d'états de confusion : RÉGIS a constaté le syndrôme catatonie dans un cas d'urémie ; enfin les psychoses toxiques revêtent le masque de la confusion hallucinatoire.

Ajoutons encore que l'on a constaté la présence de lésions microscopiques, en particulier une prolifération abondante des cellules de la névroglie, une dégénérescence granuleuse des cellules ganglionnaires, la pénétration de cellules embryonnaires dans le corps des cellules nerveuses ; ces lésions, dit WEYCANDT, font penser à des altérations d'ordre toxique.

En résumé il résulte de toutes ces considérations que l'hérédité, la dégénérescence, toutes les causes de débilitation antérieure doivent certainement jouer un rôle dans la genèse de la démence précoce, mais que ce ne sont là que des causes secondaires qui resteraient insuffisantes si une cause plus importante ne survenait accidentellement. Cette cause est aujourd'hui encore à trouver. Mais la théorie des infections et des auto-intoxications, si fertile en médecine générale, offre à la médecine mentale des perspectives nouvelles ; elle lui fait quitter le domaine de la métaphysique pour la faire rentrer dans celui des faits concrets et de la science positive.

Par analogie avec toutes nos connaissances en médecine générale et quelques-unes récemment acquises en médecine mentale, il est permis de supposer que *la démence précoce est le résultat d'un processus toxique, de nature spéciale, qui frappe gravement et insidieusement les cellules cérébrales, que le début de l'affection représente l'envahissement progressif des facultés les plus élevées de l'esprit par l'intoxication, que les troubles aigus sont l'expression du plus haut degré d'imprégnation et de souffrance de l'écorce, et que la période d'affaiblissement psychique terminal correspond à la régression, puis à la disparition du processus toxique, qui a laissé après lui des lésions irréparables.*

# CHAPITRE VI

# I. — CONSIDÉRATIONS MÉDICO-LÉGALES

Je me suis déjà étendu sur les discordances qui existent entre l'état affectif véritable de ces malades et leur mimique, ce que ZIEHEN a appelé la paramimie hébéphrénique : j'ai montré que fort souvent l'attitude est en désaccord complet avec les idées délirantes ; j'ai enfin insisté sur ces attitudes bizarres qu'affectent certains de ces malades, sur le maniéré, l'artificiel, l'apprêté de certains de leurs gestes : leurs idées délirantes sont souvent absurdes, incohérentes ; ils les contredisent eux-mêmes à chaque minute : en un mot rien ne ressemble plus à un délire simulé que certains délires hébéphréniques, et surtout à un délire simulé maladroitement. On interroge ce malade : il ne présente pas de troubles de la mémoire bien qu'il soit atteint d'un affaiblissement intellectuel assez considérable : ou bien, pour s'éviter tout effort, il répond « Je ne sais pas »

à toutes les questions, bien que ses réponses ultérieures démontrent qu'il connaissait parfaitement
les faits auxquels on faisait précédemment allusion. En présence d'une agitation catatonique au
cours de laquelle le malade répète d'une façon
monotone la même phrase, un observateur non
prévenu croira facilement avoir affaire à un
simulateur qui imite mal une agitation maniaque.
Enfin il n'est pas jusqu'aux fugues, mal combi-
nées et stupides, se produisant dès le début de
l'affection, alors que l'affaiblissement intellectuel
est encore peu prononcé qui ne puissent donner
le change.

La démence précoce, débutant dans l'adolescence, peut se manifester chez les soldats : or,
les médecins militaires, enclins à soupçonner
partout la tromperie, seront volontiers tentés de
voir la simulation chez un soldat dont l'attitude
sera peu en rapport avec les idées délirantes qu'il
exprime. Certaines fugues au cours desquelles le
soldat quitté la caserne, part pour un pays étranger, peuvent être prises pour une désertion.
MM. Deny et Roy en citent un exemple, où l'erreur fut cependant vite reconnue. En général, la
démence précoce ne passera pas inaperçue : il
suffit d'avoir l'attention attirée sur ces faits : un
examen un peu prolongé éclairera le médecin sur
l'affaiblissement des facultés intellectuelles et lui
fera éviter toute erreur.

Il est aussi certaines formes de démence simple, qui, nous l'avons vu, peuvent se terminer

par un simple état d'affaiblissement psychique qui n'exige pas l'internement du sujet. Le malade ne se livre à aucune des extravagances qui sont pour le public la marque de l'aliénation mentale. Néanmoins les troubles de l'attention, le négativisme, la perte de toute activité rendent ces sujets inaptes à tout travail suivi : aussi perdent-ils rapidement toutes leurs places et se trouvent-ils réduits à la mendicité et au vagabondage. Il y aurait toute une étude à faire sur les vagabonds et les chemineaux : on y trouverait probablement des jeunes gens qui, après une jeunesse et une adolescence normales, sont devenus subitement paresseux et inaptes à tout travail. Il est évident que la responsabilité de semblables individus est nulle, et qu'ils sont justiciables de l'asile et non de la prison.

## II. — TRAITEMENT

La démence précoce étant, dans la presque totalité des cas une maladie incurable, c'est dire que tous les essais de thérapeutique ont échoué jusqu'ici.

Les beaux résultats qu'a donnés l'ingestion du corps thyroïde dans le traitement du myxœdème, et l'opinion qui considère la démence précoce comme une auto-intoxication, autorisaient l'essai d'un traitement organo-thérapique. Mais la nature même de cette intoxication étant inconnue, à quel agent thérapeutique s'adresser? On a supposé qu'il s'agissait peut-être d'une intoxication par insuffisance thyroïdienne et l'on a donné du *corps thyroïde*. M. SÉRIEUX l'a essayé sans succès. La majorité des auteurs considérant la démence précoce comme liée à une auto-intoxication d'origine sexuelle, on a administré l'*ovarine*. M. RÉGIS a obtenu quelques améliorations, à la suite de l'ingestion de cette substance. M. SÉRIEUX n'a obtenu aucun résultat, néanmoins il n'a jamais appliqué le traitement opothérapique d'une façon systématique et méthodique. Il ne conviendrait donc pas de le condamner sans retour. De nouveaux essais doivent être tentés, surtout à la période de début et dans les cas aigus, car cette méthode thérapeutique est en somme la seule rationnelle au point de vue pathogénique.

Quoiqu'il en soit, l'on pourra tirer de gros bénéfices du traitement des symptômes.

Il est bien entendu que l'*isolement* s'impose dès le début de la maladie. Ce n'est que dans un asile ou une maison de santé que le malade trouvera le calme et les soins qu'exige son état.

Dans la période aiguë *on devra maintenir le malade au lit* d'une façon continue : on a assez insisté sur le traitement des psychoses aigues par le séjour au lit, pour que nous ne nous étendions pas ici sur ce sujet. On pourra néanmoins, lorsque leur état le permet, lever ces malades une heure ou deux l'après-midi, pour leur faire prendre l'air.

Si le malade est agité, on prescrira des *bains chauds prolongés*, l'on pourra donner des bains de 4, 6, 8 et même 10 heures suivant l'intensité de l'agitation.

Les *calmants* pourront être ordonnés, surtout au début contre l'insomnie : on donnera alors du trional, du chloral, du bromure de potassium... etc., l'accoutumance assez rapide obligera à varier ces médicaments qu'on n'emploiera d'ailleurs qu'avec modération.

Le malade qui a dépassé la phase de phénomènes aigus et est entré dans celle d'affaiblissement psychique définitivement constitué pourra être employé à de menus travaux, si l'état de démence n'est pas profond : les déments précoces fournissent un grand nombre des travailleurs des asiles. Nous croyons d'ailleurs que le *travail* est excellent pour ces malades; il crée des habitudes qu'ils conservent et les empêchent de tomber dans la démence complète. Ce sont ces malades qui peuvent le mieux bénéficier du séjour dans les *colonies familiales*.

Bien dirigés, ceux dont la démence n'est pas totale, peuvent encore rendre certains services, alors que toute vie en liberté doit leur être rigoureusement interdite.

Ces malades pourraient peut être bénéficier d'un *traitement médico-pédagogique* analogue à celui que l'on donne aux arriérés. Lorsque j'étudiais la psychologie de ces malades, je leur donnais à accomplir certains tests, pour examiner leur attention. Je remarquai que l'attention de certains d'entr'eux se fixait beaucoup mieux lorsque j'avais expérimenté quelques jours à la suite ; ils étaient capables d'exécuter alors des exercices qu'ils n'exécutaient pas quelques jours auparavant. Peut-être obtiendrait-on quelques résultats en les soumettant à une gymnastique mentale continue. Cette méthode ne devrait pas d'ailleurs être appliquée d'une façon aveugle. Il faudrait s'adresser aux fonctions les plus simples, forcer par exemple leur attention à se fixer sur des perceptions , sur des images simples. C'est surtout à l'attention que l'on s'adresserait de préférence ; comme elle dépend en majeure partie des émotions, des sentiments, des désirs, il faudrait mettre à profit les désirs les plus puérils, pour créer aux sujets des stimulants de cette faculté, on flatterait par exemple leur gourmandise... etc. A défaut de reconstitution d'une attention spontanée l'on pourrait au moins créer une certaine activité automatique susceptible de rendre des services dans le cadre de vie restreinte dans lequel ces malades sont placés. Tous ces modes de rééducation ne peuvent s'adresser d'ailleurs qu'à des malades tranquilles, chez lesquels l'affaiblissement psychique n'est pas arrivé à ses dernières limites.

# CONCLUSIONS

Arrivé à la fin de cette étude, je ne puis mieux faire que de résumer dans ses grandes lignes l'histoire clinique de la démence précoce et de rassembler les éléments principaux qui constituent cette entité morbide.

La réalité de la démence précoce repose sur trois grands ordres de faits : 1° l'apparition — malgré quelques exceptions — de l'affection à une époque déterminée de la vie : l'adolescence.

2° L'évolution clinique : il est un certain nombre de psychoses, qui, débutant dans l'adolescence, évoluent à travers des épisodes variés, vers un état de démence plus ou moins profond : l'affaiblissement intellectuel est précoce, tous les phénomènes aigus observés en portent la marque ; cet affaiblissement intellectuel est progressif et, bien qu'il puisse en certains cas ne pas dépasser un certain degré, il aboutit le plus souvent à la ruine totale des facultés intellectuelles.

3° Les caractères psychologiques : la démence précoce est primitivement une maladie de l'affectivité : l'indifférence est le symptôme primordial de la maladie, les malades perdent successivement la faculté d'être émus, les désirs et la volonté, enfin la curiosité et l'activité intellectuelle; au contraire les souvenirs simples persistent assez longtemps, une activité automatique involontaire et inconsciente se substitue peu à peu à l'activité émotionnelle et volontaire qui caractérise l'homme normal.

Résumons maintenant dans ses grands traits la description de la maladie.

La démence précoce débute par une phase prodromique dont les symptômes peuvent simuler ceux de la neurasthénie. Cependant la diminution de l'émotivité et surtout des sentiments affectifs, l'état de paresse, de nonchalance et d'indifférence qui caractérise l'affaiblissement de l'activité intellectuelle, les modifications du caractère, des actes, parmi lesquels se manifestent déjà certains phénomènes d'automatisme, tels que le négativisme, l'opposition aveugle et irraisonnée à tout ce qu'on demande d'exécuter au malade, la perte de certaines habitudes développées par la vie en société, habitudes de politesse, de propreté, permettent dès cette époque de poser le diagnostic et de prévoir l'avenir qui est réservé à ces prétendus neurasthéniques. Ajoutons que tous ces phénomènes peuvent se développer chez des esprits jusque là actifs, curieux, d'une intelligence brillante et au-dessus de la moyenne, et que le contraste entre l'état actuel du sujet et son

11

état antérieur attire l'attention de l'observateur.

La maladie peut s'acheminer plus ou moins rapidement vers la démence sans autre incident : l'affaiblissement intellectuel s'exagère ; le négativisme, les tics, les fugues, les impulsions, les violences subites et sans cause, l'inattention perpétuelle, la puérilité des idées et des propos vont en s'accentuant : c'est la *forme simple* dans laquelle les malades ne présentent jamais de phénomènes aigus.

Dans la majorité des cas, après une phrase prodromique durant de quelques mois à 2 ou 3 ans, ou subitement, apparaissent des phénomènes aigus surajoutés qui peuvent jusqu'à un certain point masquer l'état psychologique sous-jacent, bien que, cependant, ils revêtent un aspect particulier déterminé par les caractères propres de l'affaiblissement intellectuel.

L'aspect particulier de ces phénomènes aigus a fait diviser la démence précoce en 3 formes suivant que telle ou tel groupement des manifestations morbides est prédominant : on distingue donc

*une forme catatonique.*
*une forme hébéphrénique ou délirante.*
*une forme paranoïde.*

*La forme catatonique* est essentiellement caractérisée par des états de stupeur ou d'agitation où dominent des manifestations de négativisme, de stéréotypie et de suggestibilité.

On entend par *négativisme* une tendance permanente et instinctive à se raidir contre toute sollicitation venue de l'extérieur quelle qu'en soit la nature.

La *suggestibilité* est au contraire une tendance permanente et instinctive à adopter toute sollicitation venue de l'extérieur quelle qu'en soit la nature.

Les manifestations du négativisme alternent avec celles de la suggestibilité.

La *stéréotypie* est caractérisée par la durée anormale des impulsions motrices, qu'il s'agisse de la contracture permanente d'un certain nombre de muscles ou de la répétition d'un même mouvement.

Les *états de stupeur catatonique* sont caractérisés par un engourdissement cérébral tel que le sujet ne manifeste plus aucune activité ; immobile, il adopte certaines attitudes qu'il reproduit sans cesse et conserve toutes celles qu'on lui fait prendre, ou bien oppose une résistance aveugle à tous les actes qu'on veut lui faire exécuter et même à ses besoins organiques.

L'*agitation catatonique* consiste en une agitation stéréotypée (reproduction incessante des mêmes mouvements, des mêmes paroles (*verbigération*) coupée de brusques mouvements automatiques, violences, impulsions, fugues, etc.

La *forme hébéphrénique* est un ensemble d'états de dépression et d'agitation caractérisés par des troubles délirants, polymorphes, extrêmement confus, sans tendance à la systématisation, à base d'hallucinations ou d'interprétations et accompagnés de confusion et d'imprécision dans les idées. Le négativisme, la stéréotypie et la suggestibilité, sans être aussi accentués que dans la forme précédente, s'y rencontrent le plus souvent : la paramimie hébéphrénique, ou discordance entre les états émotionnels et leur expression mimique, en est un caractère extrêmement important.

La *forme paranoïde* est formée de conceptions délirantes un peu mieux systématisées que dans les formes délirantes, mais le plus souvent absurdes, qui n'évoluent pas et prennent rapidement une expression figée et stéréotypée.

Aucune de ces formes n'offre de caractères absolument tranchés : il s'agit là de divisions créées pour la commodité de la description : tous les intermédiaires se rencontrent entre les diverses formes : certains cas cliniques (mais c'est l'exception) peuvent même évoluer en passant par des formes différentes.

Ce qui fait l'homogénéité de ces diverses variétés et les groupe en une entité morbide spéciale, la démence précoce, ce sont les caractères propres de l'affaiblissement intellectuel.

Cet affaiblissement consiste en une indifférence émotionnelle précoce avec perte de sentiments affectifs. Cette indifférence émotionnelle s'accompagne de la perte des désirs de la diminution de la volonté, de l'affaiblissement progressif de la curiosité et de l'activité intellectuelle. *Apathie, aboulie, perte de l'activité intellectuelle*, telle est la triade symptomatique qui caractérise au premier chef la démence précoce.

Ces troubles primitifs engendrent des troubles secondaires qui frappent l'observateur au premier examen et qui n'en sont que la manifestation : diminution de la capacité d'effort mental ; affaiblissement et perte de l'attention volontaire et spontanée ; de la faculté de remarque, désorientation ; imprécision des idées et des images ; conservation des souvenirs simples, et effacement progressif des souvenirs qui exigent un certain effort mental pour être évoqués ; diminution du nombre des représentations verbales et motrices utilisées par le sujet, néologismes, jargonaphasie ; adoption de certaines attitudes, de certains mouvements, de certaines paroles que le malade répète indéfiniment, stéréotypies, tics, verbigération ; occupation automatique de l'esprit par des représentations qui ne s'incorporent pas à la personnalité consciente, suggestibilité, écholalie, imitation, échopraxie ; négativisme ; substitution de l'activité automatique à l'activité volontaire et réfléchie ; dissociation entre les divers éléments du langage, incohérence, salade de mots ; dissociation entre la mimique et l'état émotionnel, paramimie, etc.

Ces troubles psychiques s'accompagnent de *troubles physiques* plus accentués dans la période aiguë : exagération des réflexes tendineux ; affaiblissement des reflexes cutanés ; dilatation pupillaire ; affaiblissement des reflexes pupillaires (trouble extrêmement variable) ; diminution de la sensibilité à la douleur, troubles de la menstruation : céphalalgies ; anorexie ; insomnie ; obésité dans la période terminale, etc., etc.

La démence précoce évolue vers un état d'affaiblissement intellectuel plus ou moins accentué ; léger dans les formes frustes, où peut observer tous les intermédiaires entre cet état et la démence profonde ; ce dernier mode de termimaison est toutefois le plus fréquent.

Les guérisons peuvent s'observer, bien que rarement.

Des rémissions de plus ou moins longue durée peuvent entrecouper la marche de la maladie.

La démence précoce est une psychose accidentelle : elle est probablement le résultat d'une auto-intoxication que les circonstances étiologiques autorisent à considérer comme une auto-intoxication d'origine sexuelle : elle se développe le plus souvent chez des sujets héréditairement prédisposés mais qui n'avaient généralement manifesté jusque là aucune tare névropathique intense. Il est possible d'ailleurs que d'autres auto-intoxications, d'origine thyroïdienne, gastro-intestinale, etc., puissent réaliser le syndrôme clinique de la démence précoce ; il suffirait alors d'un processus toxique prolongé se produisant à une époque déterminée de la vie pour créer toutes les manifestations symptomatiques de l'affection. Si de semblables vues se trouvaient confirmées, la démence précoce, quoique constituant une entité clinique bien distincte, pourrait reconnaître des causes toxiques diverses : la pathogénie conduirait alors à admettre qu'il n'y a pas une démence précoce, mais des démences précoces.

# Table des Matières

Fontenay-aux-Roses (Seine). — Imp. L. Bellenand

Ville-brard, le 27 Juin 1901

Novchout

Le Capitaine Quadrateur — aux kriez
Désirant jouir du Quondoxphinie de
son ordre — (Appelle) —

Madame

Ma chère Mère,

J'ai l'honneur de bien vous reppeller,
que suivant les ordres, connrocturenbes, que je
vous ai résrés, la dernière fois que vous êtes
— me voir, — je désire que vous premiez l'assurance
nécessaire, pour assurer la partie de mon plaisir
dans les Alpes vosgiennes et de la savoie — et que je
reçoive par l'accordiant — assurance de permis
qui me sont nécessaires pour mon rapport
— de Quadrateur aux Sciences — au 2ième régiment de
L'arrappeste crédités de ma présentation au
crédité de mon mariage, avec Mademoiselle de Volon,
mon rappel — aux droits par devant l'Académie des
— Sciences — de Paris par l'accréit de l'Ordre, que je
vous ai donné pour mon tailleur et mon
premier notaire.
Veuilly agréer, dans le droit de mon parti,
l'agreaviance désirée de ma haute considération
Napoléon       L'Empereur Lêtre Quadrateur
Pair de France.

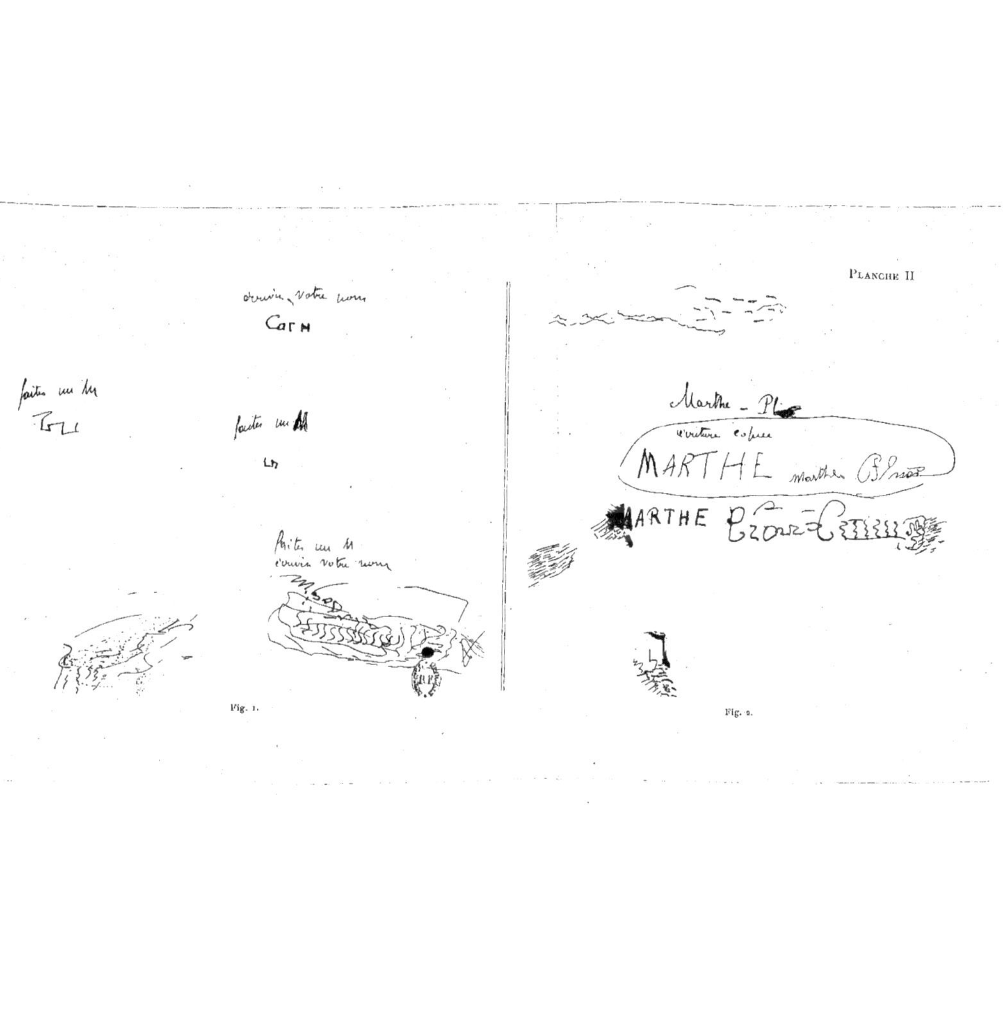


écrivez votre nom
Car M
faites un M
faites un M
M
faites un M
écrivez votre nom
Marthe — Pl
écriture copiée
MARTHE Marthe Plisse
MARTHE Pierre Ceni

Fig. 1.

Fig. 2.

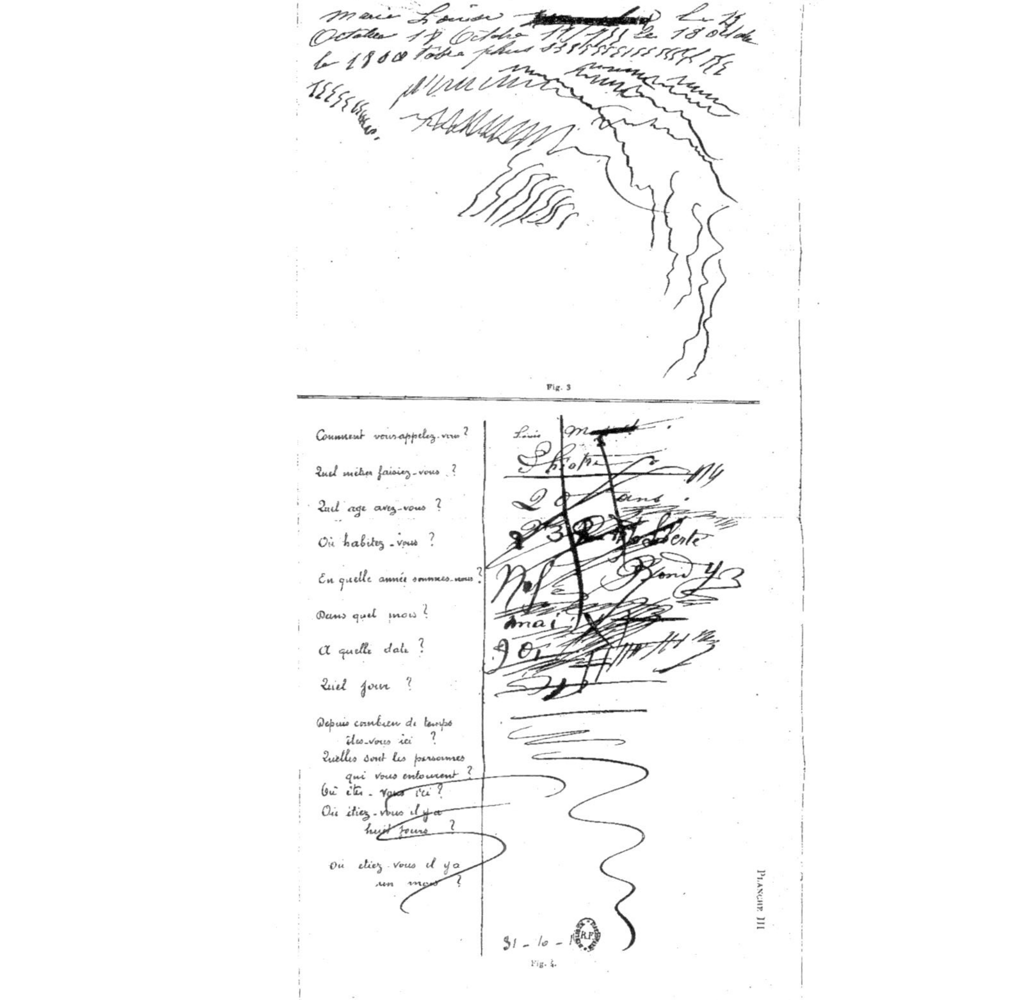


Fig. 3
Comment vous appelez-vous ?
Quel métier faisiez-vous ?
Quel âge avez-vous ?
Où habitez-vous ?
En quelle année sommes-nous ?
Dans quel mois ?
A quelle date ?
Quel jour ?
Depuis combien de temps êtes-vous ici ?
Quelles sont les personnes qui vous entourent ?
Où êtes-vous ici ?
Où étiez-vous il y a huit jours ?
Où étiez-vous il y a un mois ?
Fig. 4